T0343513

Disfruta tu menopausia

Disfruta tu menopausia

Y aprende cómo vivir esta etapa con plenitud

MARTA MARCÈ

DIANA

Obra editada en colaboración con Editorial Planeta – España

© Marta Marcè, 2023
© de la ilustración: Amparo Duñaiturria

© 2023, Centro de Libros PAPF, SLU. – Barcelona, España

Derechos reservados

© 2024, Editorial Planeta Mexicana, S.A. de C.V.
Bajo el sello editorial DIANA M.R.
Avenida Presidente Masarik núm. 111,
Piso 2, Polanco V Sección, Miguel Hidalgo
C.P. 11560, Ciudad de México
www.planetadelibros.com.mx

Primera edición impresa en España: abril de 2023
ISBN: 978-84-1344-233-4

Primera edición en formato epub en México: junio de 2024
ISBN: 978-607-39-1501-4

Primera edición impresa en México: junio de 2024
ISBN: 978-607-39-1450-5

No se permite la reproducción total o parcial de este libro ni su
incorporación a un sistema informático, ni su transmisión en cualquier
forma o por cualquier medio, sea este electrónico, mecánico, por fotocopia,
por grabación u otros métodos, sin el permiso previo y por escrito de los
titulares del *copyright*.

La infracción de los derechos mencionados puede ser constitutiva de
delito contra la propiedad intelectual (Arts. 229 y siguientes de la Ley
Federal de Derechos de Autor y Arts. 424 y siguientes del Código Penal).

Si necesita fotocopiar o escanear algún fragmento de esta obra diríjase al
CeMPro (Centro Mexicano de Protección y Fomento de los Derechos de
Autor, http://www.cempro.org.mx).

Impreso en los talleres de Impregráfica Digital, S.A. de C.V.
Av. Coyoacán 100-D, Valle Norte, Benito Juárez
Ciudad De Mexico, C.P. 03103
Impreso en México - *Printed in Mexico*

Sumario

Prólogo

Tengo que reconocer que me hizo mucha ilusión que Marta me escribiese para proponerme escribir el prólogo de su libro sobre la menopausia. Aunque lo gracioso es que fui yo quien la descubrió primero a ella justo cuando empezaba a experimentar los primeros sofocos y a recurrir a lo que siempre digo a mis pacientes que no hagan: buscar en internet. Como mujer, en aquel momento empezaba a notar «cosas» que no había sentido antes y me daba cuenta de que, a pesar de ser ginecóloga y de haber cursado la carrera y la especialidad, nadie me había enseñado a valorar esta etapa tan importante para las mujeres como es la menopausia.

Conocí a Marta buscando vídeos de YouTube que me hablaran sobre este tema y reconozco que desde el primer momento me enganchó su forma de explicar las cosas, siempre con esa voz segura y firme tan suya que transmite tanto optimismo. Su imagen de mujer bella y joven dista mucho de la imagen «decadente» que suele asociarse al tema. Inmediatamente, quedé absorta viendo sus vídeos, uno detrás de otro, recibiendo toda la información y asimilando su perspectiva, con la que no podría estar más de acuerdo: nosotras podemos hacer mucho para vivir esta etapa de nuestra vida de una manera bastante más positiva de lo que la sociedad se empeña en transmitirnos. No es ningún secreto que Marta entró en la menopausia a los veintiséis años debido a un proceso oncológico, y resulta muy sorprenderte y digno de admiración observar la valentía con la que se ha enfrentado a todo ello.

A las pocas semanas de descubrirla, me dije: «Envíale un mensaje privado a ver si quiere hacer un *live* contigo en Instagram y así hablar de la menopausia desde un enfoque más optimista». A pesar de la enorme cantidad de seguidores que ella ya tenía por aquel entonces, me contestó enseguida y en nuestra primera conversación por teléfono nos dimos cuenta de que nuestra visión era muy similar. Ambas pensamos que la menopausia no va de «medicalizar» un proceso que es absolutamente fisiológico, sino de dar a las mujeres las herramientas para que puedan responsabilizarse de su salud. Porque, como dice, «lo natural es tener salud», y la menopausia no deja de ser otra fase más de la vida de todas nosotras y no una enfermedad que deba ser tratada.

En uno de sus vídeos más personales, ella definía perfectamente cuáles son los valores más importantes en su vida y los tenía muy claros: la coherencia, la valentía y la transparencia. Y creo que los tres la definen a la perfección.

En primer lugar, Marta es una mujer coherente. Cuando leáis el libro, os daréis cuenta de que le da mucha importancia a la alimentación, al ejercicio físico, al contacto con la naturaleza y al descanso, y todo lo que predica lo pone en práctica. Las que hace tiempo que la seguimos, sabemos que es habitual verla correr por la montaña con su perro o practicando ejercicios de fuerza al aire libre o en el gimnasio. Como fiel defensora del ayuno intermitente en la menopausia (ya veréis por qué en el libro), ella lo ha integrado en sus hábitos cotidianos. Y así podría seguir poniendo mil ejemplos: alimentación equilibrada a la vez que variada, amante de sus momentos de autocuidado y un largo etcétera que hace que resulten muy creíbles y muy atractivos sus consejos. Sólo una mujer coherente con sus hábitos de vida podría convencerte de sus beneficios.

En segundo lugar, Marta es una mujer valiente y tiene una actitud muy positiva ante la vida. Y su biografía lo pone de manifiesto. Sufrió un cáncer siendo muy joven y fue capaz de superarlo y extraer de todo ello un aprendizaje. Y, como veréis, la menopausia tiene algo de eso también: si mostramos la actitud adecuada, puede ser un momento lleno de oportunidades para hacer los cambios que nos toca realizar con valentía. Como también nos dice Marta en su libro, ahora tenemos la ocasión de llevar a cabo todo aquello para lo que nunca tuvimos tiempo, y salir de nuestra zona de confort para aprender cosas nuevas es el mejor tratamiento antienvejecimiento cerebral. (¡No os perdáis este capítulo de su libro, porque no tiene desperdicio!)

Finalmente, Marta es transparente. Desde el primer momento en que la conocí me di cuenta de que era como me la había imaginado. Es la persona que vemos en las redes sociales: una mujer con una menopausia precoz exprimiéndole a la vida cada uno de sus segundos, muy alejada de la imagen convencional que hay de esta etapa de la vida, apagada y sin energía.

Así que, chicas, este libro es imprescindible para todas las que estamos transitando la menopausia. Es un auténtico lujo que Marta, de una forma tan auténtica, pero a la vez tan rigurosa, nos exponga toda su sabiduría para vivir esta fase con felicidad.

Gracias, Marta, por elegirme para presentar tu libro. Es todo un honor escribir estas palabras para alguien a quien admiro y respeto a partes iguales. Y ojalá hubiera más mujeres como tú, dedicadas a empoderar y a proporcionar herramientas saludables para esta etapa vital tan injustamente silenciada por la sociedad durante tantos años.

Dra. MARIMER PÉREZ

Introducción

Por qué la menopausia puede ser una etapa maravillosa

Siempre recordaré el día que entré en la menopausia. Fue el día en que me sometí a una cirugía de más de ocho horas para extirpar el cáncer de ovarios que tenía y también fue el día que, a consecuencia de esta operación, me convertí en una mujer menopáusica con tan sólo veintiséis años. Como la mayoría de las mujeres, pensé que esta fase en la que estaba adentrándome iba a suponer el fin de muchos aspectos de mi vida: el fin de la belleza, de la energía, del buen humor e incluso de la vida sexual. Sentí que era injusto y también experimenté una pérdida enorme por tener que despedirme de la juventud a tan temprana edad.

Pero acaso fueron las ganas de vivir intensamente que se me despertaron una vez superado el cáncer las que me hicieron decidir amar y entender la menopausia para poder vivirla con todo su potencial. No quería conformarme con una existencia a medias en esta segunda oportunidad que se me estaba brindando; quería poder gozar del hecho de estar viva en total plenitud. Tenía que convertir la menopausia en una etapa maravillosa de la vida de la mujer. Gracias a esta experiencia, durante los últimos diez años he podido experimentarla y conocerla en mi propio cuerpo; he estudiado y me he formado intensamente, y también he podido acompañar a muchas mujeres en su proceso de transición hacia la menopausia. Cuando la conoces en profundidad, entiendes su sentido biológico y la puedes abrazar, adaptándote a tus nuevas necesidades en lugar de negarlas. Cuando esto sucede, la menopausia no supone ninguna pérdida, sino que se trata de una etapa plena.

Esta fase vital tiene un sentido biológico, como todo en la maravilla que es nuestro cuerpo, donde no hay nada dejado al azar. El diseño del ser humano es de una sofisticación increíble donde cada proceso tiene su cometido. Cuando la mujer se adentra en la menopausia, el cambio hormonal la predispone a transformaciones en su vida que hacen que pase de su papel de «cuidadora» a un papel más dedicado a sí misma. Los estrógenos, la hormona dominante durante la vida fértil, nos hacen más afines al cuidado de los demás, a nuestra visión más maternal. La transición hacia la menopausia implica una mayor dominancia de los andrógenos, hormonas de tipo masculino, que nos ayudan a redirigir la atención hacia nosotras, poner más límites y dedicarnos al autocuidado. Más allá de lo que cada una pueda sentir en cada fase de su vida, la invitación de la menopausia es a priorizarnos más, a cuidarnos más y a ponernos en la posición número uno de nuestra vida.

Por ello, resulta injusto que con demasiada frecuencia se considere la menopausia una patología de la mujer, una consideración que hace que la temamos y la medicalicemos de buenas a primeras. La menopausia no es una patología, sino una etapa más de la vida que necesita que no la neguemos ni la rechacemos, para poder vivirla con plenitud. Cuando nos respetamos con nuestras nuevas necesidades, creamos una vida mucho más amable y afín y podemos ser nosotras mismas. Esta actitud nos permitirá que la sintomatología adversa que podamos experimentar sea lo más leve y llevadera posible y responda a un período de adaptación a nuestro nuevo ambiente hormonal. En vez de negar la menopausia, además de ser tenida siempre en cuenta como un complemento a nuestros hábitos saludables, autocuidado y buena alimentación, la medicación debería ser una herramienta más en los casos en que esta adaptación sea compleja y siempre que tenga como objetivo favorecer este tránsito.

Nuestra cultura nos invisibiliza fuera del estándar de mujer joven y fértil haciendo que queramos huir de este vacío que experimentamos cuando nos adentramos en la menopausia. Luchamos contra todo aquello que nos pasa en esta nueva etapa, porque hemos aprendido que en ella prácticamente desaparecemos. Seguimos viviendo en una sociedad donde la mujer es útil mientras sea bella, joven y fecunda y, por ello, queremos hacer todo lo posible para mantenernos en la etapa fértil. Y ahí reside uno de los principales problemas en relación con la menopausia, que no aprendemos a adaptarnos a ella, sino que batallamos contra ella. No sirve de nada que hagamos dieta para mantener el mismo cuerpo que teníamos en nuestra fase fértil, ni que invirtamos en tratamientos estéticos agresivos para tener la misma piel que entonces. Si en lugar de combatir esta nueva etapa, aferrándonos a lo anterior, entendemos y abrazamos nuestra realidad actual, podremos transitar la menopausia en paz y plenitud. Aceptarnos en este momento vital es quizá lo más importante que podemos hacer para empezar a vivirlo de forma positiva. Necesitamos ser muchas mujeres disfrutando, acogiendo esta etapa y dejando de luchar contra ella para que deje de ser una fase tan temida de la vida de una mujer y para reclamar que merecemos ser igual de reconocidas siendo niñas, adolescentes, adultas y mujeres, y también mujeres menopáusicas. Debemos dejar de negarnos como menopáusicas y reclamar nuestro espacio a cualquier edad. Y sé que, si puedes disfrutarla, también podrás aceptarla, tal y como me pasó a mí siendo tan joven.

Este libro tiene como objetivo hacer de ésta una etapa plena, llena de autocuidado y con herramientas para poder aprovecharla al máximo; en definitiva, para que podamos pasar de sufrir la menopausia a disfrutarla.

1

Cómo tener un metabolismo activo

1.1. Cómo funciona el metabolismo

Todo lo que tiene que ver con la pérdida de peso acapara gran interés en las redes sociales y en ámbitos de divulgación de temas de salud y, por este motivo, es muy fácil encontrar reclamos como «Activa el metabolismo» o «Acelera el metabolismo», entre muchos otros eslóganes parecidos. Sin embargo, apenas nos detenemos a pensar qué es realmente éste, cómo funciona y cuáles son sus bases fisiológicas, para poder así discernir entre propuestas de hábitos de vida y alimentación válidas y otras sólo diseñadas para vender.

En este capítulo voy a intentar explicarte de forma amena en qué consiste nuestro metabolismo, para darle la profundidad y la base que merece este concepto a fin de poder comprender todos los cambios y todas las respuestas fisiológicas que suceden durante la menopausia. Y, paralelamente, trataremos de entender qué rutinas podemos adoptar para tener un metabolismo saludable.

Podemos definir el metabolismo como el proceso en el que convertimos aquello que ingerimos en energía. Cuando comemos, nuestro organismo se encarga de convertir los alimentos en partes más pequeñas a través de la digestión. Por ejemplo, si ingerimos un trozo de pan, éste empezará a desmigajarse de forma mecánica en nuestra boca y después se dividirá de forma química con la ayuda de las enzimas digestivas y los jugos gástricos del estómago. Los carbohidratos complejos que contiene se irán cortando hasta ir obteniendo carbohidratos más sencillos. Éstos son los que podrán ser absorbidos por la mucosa intestinal y llegar a nuestro torrente sanguíneo. Una vez allí, se van a transportar hasta la célula, donde sucede el proceso metabólico principal: su oxidación para formar ATP (adenosín trifosfato), nuestra «moneda» energética principal.

Pero nos estamos adelantando: los carbohidratos más sencillos, como la glucosa, no tienen entrada libre hacia la célula. Para hacerlo necesitan atravesar una puerta con una cerradura específica que requiere de una llave, la insulina. Por eso, cuando en nuestra sangre llegan los glúcidos sencillos, la parte endocrina del páncreas empieza a segregar insulina, para que la glucosa pueda entrar en las células. Una vez se ha logrado esto con éxito, la glucosa pasa por un proceso secuencial, el ciclo de Krebs —que quizá te suene de las clases de biología—, que culmina en la mitocondria, donde la glucosa se oxida para formar el ATP, el cual se usará como «divisa» energética.

La mitocondria es una pieza clave del metabolismo: si esta pequeña parte de la célula funciona correctamente, la oxidación de sustratos y su conversión en ATP es mucho más eficiente. A más número de mitocondrias, también se produce más energía. Por ello, dedicaremos buena parte de los consejos dedicados a la salud metabólica a cuidar de nuestras pequeñas mitocondrias.

Para realizar cada una de las diferentes funciones orgánicas, «pagaremos» cierta cantidad de ATP. La forma que utilizamos para medir la energía necesaria para los procesos vitales es la caloría. Se trata de una unidad de medida que plasma la capacidad calorífica necesaria para elevar un grado centígrado la temperatura de un gramo de agua pura. En realidad, nos indica qué cantidad de energía contienen los alimentos y cómo ésta se consume en los diferentes procesos fisiológicos. Por el simple hecho de mantenernos vivas, ya estamos «pagando» ATP. Procesos básicos como respirar o mantener los órganos básicos funcionando consumen energía —es lo que denominamos metabolismo basal— y, de hecho, comprenden la mayoría de las calorías que consumimos durante el día, entre el 50 y el 70 por ciento de ellas. Este porcentaje varía mucho entre individuos por factores como la edad o el peso y se estima mediante diferentes fórmulas, aunque existen métodos analíticos más específicos para calcularlo, normalmente reservados al ámbito deportivo o clínico.

El resto del consumo energético proviene de la propia digestión de alimentos. Efectivamente, cuando comemos y hacemos la digestión, ¡gastamos calorías! Es lo que llamamos efecto termogénico de los alimentos, es decir, el consumo de calorías que se produce al comer y digerir y que significa, ni más ni menos, que entre el 10 y el 15 por ciento del gasto metabólico total —dependiendo del tipo de alimentos que consumamos, éste es mayor o menor—. Por ejemplo, las proteínas consumen más energía para ser digeridas que los carbohidratos o las grasas. La temperatura de los alimentos también influye, siendo los alimentos fríos los que más energía requieren. Y, por ejemplo, el picante también acentúa el efecto termogénico de los alimentos. ¿Significa esto que debemos comer muchas veces al día, muchas proteínas y alimentos fríos y picantes para adelgazar? No vayamos tan rápido, aún necesitamos conocer más cosas sobre el metabolismo para hacer que sea lo más eficiente posible.

Otro componente que tiene que ver con el consumo metabólico es la actividad física. Cuando caminamos, subimos escaleras, hacemos *push ups* o corremos para coger el autobús gastamos una gran cantidad de calorías. Dentro de este consumo tenemos tanto la actividad física planificada (entrenamiento, correr, nadar, etc.) como la no planificada (desplazarnos, subir escaleras, estar de pie, etc.). Ambos tipos son importantes e implican gran parte de nuestro consumo de ATP. La actividad física tiene, además, efectos indirectos en nuestro metabolismo de los que hablaremos más adelante.

Entonces, el metabolismo no es simplemente una suma y resta de calorías consumidas y gastadas como nos han dicho siempre, sino un proceso complejo donde pueden incidir muchos aspectos. A continuación, aprenderemos por qué con la llegada de la menopausia muchas mujeres sentimos que nuestra composición corporal varía, aunque no modifiquemos nuestra alimentación ni nuestra actividad física, y veremos cómo adaptarnos a estos cambios para tener un metabolismo saludable.

1.2. Qué le pasa al metabolismo en la menopausia

Una de las quejas más importantes con respecto a la menopausia tiene que ver con las transformaciones en la composición corporal. Como decíamos, muchas mujeres experimentan cambios en su cuerpo a medida que se adentran en esta nueva etapa. Lo más habitual es que sintamos un aumento de peso sin haber modificado nuestros hábitos de alimentación y/o ejercicio físico. Por otro lado, este aumento de peso se verá reflejado en zonas diferentes. Así como durante nuestra etapa fértil —debido a los estrógenos—, la mujer tiende a acumular más grasa en la zona de caderas, con la composición de forma «pera», en la menopausia es más fácil que se concentre en la zona del abdomen, adoptando la típica forma de «manzana». Este es un perfil de acumulación de grasa más común en los hombres, debido en parte al cambio hormonal, donde el estrógeno pierde influencia y pueden dominar otras hormonas como los andrógenos, más de tipo masculino.

La mayor facilidad para que aparezca la grasa tipo «flotador» en la menopausia responde a diferentes motivos. En primer lugar, tiene que ver con el papel que juegan los estrógenos en nuestro metabolismo, que decaen durante la menopausia. Esta hormona protagonista durante nuestra etapa fértil actúa en un sinfín de órganos y tejidos del cuerpo, en tanto que casi es más fácil responder dónde no actúa que dónde sí lo hace, de modo que es un elemento primordial para explicar los cambios que podemos experimentar llegadas a la menopausia.

Una de sus funciones se desarrolla en las glándulas hipotálamo e hipófisis, donde los estrógenos actúan como señalizadores de energía. Cuando tenemos niveles elevados de esta hormona, estas glándulas interpretan que hay energía y que, por lo tanto, nuestro metabolismo puede mantenerse activo. Esto hace que nos sintamos llenas de energía. Es lo que también ocurre en la primera mitad del ciclo menstrual: durante la fase folicular —que va más o menos desde el día uno de la menstruación hasta el día catorce de ciclo—, el extra de estrógenos nos puede hacer sentir mucho más vitales, pero en la segunda mitad del ciclo podemos notarnos más cansadas y apáticas. Como ya hemos dicho, todo en nuestro organismo tiene su explicación biológica, y también en este caso, ya que durante la fase folicular necesitamos esta energía para tener ganas de salir, socializar y, a ser posible, tener un encuentro sexual que facilite la reproducción. En cambio, en la fase lútea no necesitamos un extra de energía ya que se prioriza el descanso para prepararnos para la menstruación.

Lo mismo sucede durante la menopausia. Este descenso estrogénico les dice a nuestras glándulas centrales que no hay abundancia de energía, por lo que interesa que el metabolismo no funcione de forma acelerada, sino que sea más bien conservador. Es el principal motivo por el cual notamos cambios en el cuerpo llegadas a esta etapa.

En segundo lugar, durante la menopausia no sólo desciende la formación de estrógenos, sino que cambian los lugares principales de su producción. Así como durante la edad fértil el órgano principal de producción estrogénica son los ovarios, en la menopausia buena cantidad de formación de esta hormona se da en nuestra grasa corporal, especialmente en la que está localizada a nivel abdominal, donde se produce principalmente la estrona, un tipo de estrógeno que cobra protagonismo durante la menopausia, destronando al estradiol, más común en la etapa previa.

Durante mucho tiempo, se había pensado que el estradiol y la estrona tenían funciones similares, pero en últimos estudios, como el de Rehana Qureshi (2020), se ha observado que, de hecho, el estradiol y la estrona pueden tener efectos opuestos. El principal cambio se encuentra en su relación con la inflamación: se ha comprobado que la estrona puede estimular de forma mucho más consistente que el estradiol vías inflamatorias como el NF-kB, un complejo proteico que al activarse en exceso puede dar como resultado situaciones inflamatorias. Y, a más inflamación, más resistencia a la insulina, lo que nos lleva al siguiente motivo por el cual aumentamos más fácilmente de peso en la menopausia.

Una de las respuestas de nuestro organismo a la inflamación es desviar el máximo de energía posible hacia las células del sistema inmunitario. Estas células son muy dependientes de la glucosa y, como el organismo quiere asegurarse de que no les falte «comida» para poder sostener la inflamación, cierra la puerta de entrada de glucosa a otros órganos y tejidos menos indispensables a fin de reservar así mucha energía para nuestras defensas. Se trata de una estrategia orgánica muy inteligente si la inflamación es aguda y que la resuelve en un período corto de tiempo. Pero si ésta no es aguda y además se cronifica, esta maniobra de resistencia a la insulina perderá su sentido y su efectividad. Como la inflamación «moderna» es normalmente de bajo grado —no es aguda—, tampoco necesita una gran actividad por parte del sistema inmune, de modo que se cerrará la puerta de entrada a órganos y tejidos. Sin embargo, en realidad, no se consumirá toda la energía disponible por parte del sistema inmune, y esta glucosa circulará por nuestros vasos sanguíneos, elevará los niveles de insulina en un intento de hacerla penetrar en las células y, finalmente, se guardará, depositándose en nuestras reservas de grasa. Es decir, que la inflamación sostenida favorece el almacenaje de energía en forma de grasa por la resistencia a la insulina, lo que conduce a tener más grasa abdominal, lo cual, a su vez, favorece la inflamación que estimula la acumulación de grasa. Es un pez que se muerde la cola.

Es asombroso constatar que cualquier cambio o acción de nuestro organismo responde a una función y, en el caso de la menopausia, se desplaza la producción estrogénica a la grasa visceral —por lo que es normal que el cuerpo acumule más grasa en esta zona— para sostener el equilibrio hormonal posmenopáusico. Pero, como hemos visto, este tipo de grasa puede jugarnos a la contra si se encuentra en exceso, aunque la necesitemos en cantidades saludables. Por este motivo, un metabolismo activo y unos niveles de grasa adecuados en la menopausia no sólo es una cuestión estética, sino que también influye en nuestro equilibrio hormonal y en nuestro nivel de inflamación. De modo que te invito a seguir los consejos que conoceremos a continuación para cuidar de tu metabolismo en esta importante etapa de la vida.

1.3. Consejos para un metabolismo activo en la menopausia

1.3.1. Alimentación

Algo importante que he observado en consulta acompañando a tantas mujeres menopáusicas es la presión y la sensación de fracaso que sentimos al no obtener resultados con las clásicas estrategias nutricionales. Muchas en esta etapa reciben pautas y dietas que no les sirven y que les acaban generando la sensación de que no se esfuerzan lo suficiente o que no son tan estrictas como deberían. Pero el problema no reside en el esmero que pongamos en seguir este tipo de dietas, sino en las pautas en sí, nada adaptadas a la realidad menopáusica.

Un buen ejemplo de ello son las dietas hipocalóricas, las típicas dietas de adelgazamiento que restringen en gran cantidad las calorías que consumimos, recortando especialmente las grasas. Son dietas que pueden funcionar a corto plazo y en un metabolismo «normal», pero que pueden poner en jaque su equilibrio durante la menopausia. Si recuerdas, hemos dicho que los estrógenos actuaban como señalizadores de energía. Durante la menopausia, nuestro organismo ya tiene una señal constante de falta de energía, a lo que, si sumamos una dieta muy baja en calorías, lo que se generará es un enlentecimiento mayor metabólico buscando compensar esta falta. Si, además, le sumamos que el recorte calórico procede principalmente del macronutriente de la grasa —indispensable para frenar y regular la inflamación si se trata de grasa «buena», como veremos más adelante—, esto hará que se acentúe la inflamación sostenida y, por lo tanto, la resistencia a la insulina. Es decir, el problema no reside en nosotras como mujeres menopáusicas que fracasamos en nuestros intentos de hacer dieta, sino en que las pautas que se nos ofrecen no están adaptadas a nuestra realidad.

Entonces, ¿cómo debería ser nuestra alimentación para ayudar al metabolismo a mantenerse activo?

RICO EN GRASAS (SALUDABLES)

Si has seguido alguna vez una dieta «clásica» seguramente habrás restringido alimentos como los frutos secos o las aceitunas, habrás medido la cantidad de aceite que ponías en las comidas, habrás comprado productos *light* y te habrás pasado a la margarina. Las grasas constituyen el macronutriente más calórico, motivo por el cual, y bajo una mirada simplista de restricción calórica, son más fáciles de cortar por lo sano en lo que a calorías se refiere.

Pero actuando así olvidamos que las grasas contienen nutrientes indispensables para nuestra salud metabólica y, en concreto, en relación con la inflamación. Como hemos comentado, la inflamación sostenida generará más resistencia a la insulina y, a su vez, acumulación de grasa visceral, por lo que necesitamos nutrientes antiinflamatorios en nuestra etapa menopáusica. Así como la inflamación es un proceso activo, donde un gran número de mecanismos se ponen en marcha para encenderla, el proceso de desinflamación no es un proceso pasivo donde simplemente la inflamación cesa, sino que es un proceso igualmente activo, donde encontramos mecanismos propios encargados de llevarla a cabo. De modo que una alimentación muy baja en grasas puede provocar que nuestro organismo sea incapaz de accionar los

procesos de desinflamación, en concreto las prostaglandinas, una mezcla de hormonas y mediadores celulares con capacidad de activar la inflamación, o de todo lo contrario, y
que derivan de los ácidos grasos.

En este sentido, las grasas que podemos obtener de la alimentación son los famosos omega 3, que tienen el cielo ga-
nado porque de ellos derivan las prostaglandinas antiinflamatorias y anticoagulantes, pero también de los omega 6 se
pueden generar prostaglandinas antiinflamatorias o proinflamatorias. De hecho, incluso las grasas saturadas y el colesterol son necesarios en su justa medida. Estos tipos de grasa
son precursores de hormonas como los estrógenos y vitaminas tan importantes como la D. Así que restringir las grasas
sin distinción puede ser un grave error durante la menopausia. En vez de ello, lo que sí es importante es elegirlas bien.

Hablaremos de las grasas en mucha más profundidad
más adelante, pero podemos distinguir entre dos grupos de
alimentos ricos en grasas:

- Por una parte, tenemos los alimentos ricos en grasas
«saludables», con buen contenido en ácidos grasos
poliinsaturados y monoinsaturados como son el aceite
de oliva virgen, las aceitunas, los frutos secos naturales
o tostados levemente, el pescado azul, el aguacate, las
semillas e incluso los huevos y el coco.

- Por otra parte, los alimentos ricos en grasas tipo trans,
con exceso de grasa saturada, como son los alimentos
fritos, la margarina, los aceites de maíz y girasol, la
soja y derivados, la bollería, los procesados, la carne
roja o procesada como los embutidos, que deberíamos
tomar con moderación.

- Las grasas «buenas» nos ayudarán a tener menos inflamación y, por lo tanto, menos resistencia a la insulina, así que no las podemos obviar.

CARBOHIDRATOS: ¿SÍ O NO?

Si un recorte calórico frecuente en las dietas clásicas eran los alimentos ricos en grasas, la restricción habitual en las dietas modernas son los carbohidratos. Actualmente, parece que éstos tienen la culpa de todos los problemas con el peso o la salud en general, razón por la cual patrones dietéticos como el *low-carb* (bajo en carbohidratos) o la dieta cetogénica están más de moda que nunca.

Como sucede en muchas ocasiones, estos patrones dietéticos pueden ser útiles en casos concretos y, añadiría, bajo recomendación y supervisión profesional, pero quizá mucho menos útiles en mujeres posmenopáusicas. Recordemos que los estrógenos actúan como señalizadores energéticos, por lo que restricciones del macronutriente más importante a nivel energético de la dieta pueden sumar, y mucho, a la señal de déficit de energía, ralentizando aún más el metabolismo y provocando sensación de fatiga o cansancio, entre otras cosas.

No obstante, sí me gustaría señalar que en general abusamos de los carbohidratos en las dietas convencionales, sobre todo de los carbohidratos simples. Si pensamos en el consumo de alimentos de un día de una persona media empezaría el día con un bocadillo (pan), a media mañana seguramente comería unas galletas o un cruasán, para almorzar tendría un plato de pasta o arroz, de merienda de nuevo habría pan o bollería y, por la noche, patatas y algún postre dulce. En este sentido, teniendo en cuenta este porcentaje de hidratos de carbono en una dieta media, creo importante reducir este tipo de nutrientes a nivel general, no porque sean problemáticos en sí, sino porque los tomamos en exceso, desplazan otros alimentos como la verdura y solemos elegirlos de poca calidad nutricional.

Los carbohidratos nos ayudan a mandar una señal de

abundancia energética a nuestras glándulas centrales y, además, nos aportan un elemento indispensable para nuestra salud si los elegimos integrales: la fibra, que servirá de alimento a nuestras bacterias intestinales. Unas bacterias bien alimentadas son bacterias que trabajan a nuestro favor y no en contra. En concreto, para el metabolismo sabemos que hay bacterias determinantes en relación con su correcto funcionamiento. Específicamente, *Akkermansia muciniphila* previene el síndrome metabólico y el sobrepeso, como constató el equipo del doctor Patrice D. Cani en su estudio clínico, donde los participantes con síndrome metabólico mejoraron en muchos de sus parámetros tras tomar suplementos de *Akkermansia muciniphila* en comparación con un grupo de participantes que tomó placebo. La simple administración de esta bacteria, sin otros cambios en su estilo de vida o alimentación, provocó variaciones en sus valores de glucosa, tensión arterial, peso o colesterol, después de tres meses de suplementación. A *Akkermansia muciniphila* le gusta mucho la fibra en general y, en concreto, el almidón resistente, un tipo de fibra que se genera cuando cocinamos alimentos como patata, boniato y arroz y los dejamos enfriar durante tres horas como mínimo.

Otro de los problemas de las dietas cetogénicas o muy restrictivas con los carbohidratos es justamente su impacto sobre la composición del microbiota. Aún falta mucho por investigar, dada la reciente incorporación de estos patrones dietéticos, pero en revisiones como las de Reddel, Putignani y Del Chierico se observan cambios en el patrón de la microbiota en dietas restrictivas en carbohidratos, por lo que pueden hacernos perder peso al inicio, pero generar más dificultades metabólicas a largo plazo.

Entonces, necesitamos carbohidratos, sí, pero como en el caso de las grasas, necesitamos elegirlos bien. Recordemos que en la menopausia es más fácil que tengamos resistencia a la insulina. La entrada de la glucosa a la célula es más dificultosa, su cerradura está un poco oxidada y a la llave, que es la insulina, le cuesta más abrirla. Por lo que si llegan grandes cantidades de glucosa de golpe a nuestras células pondrán más en jaque este mecanismo. Necesitamos carbohidratos complejos, que contengan fibra y que sean de cadena larga, para que los vayamos digiriendo poco a poco y vayan llegando por fases a la célula.

Así que te invito a incluir en tu dieta alimentos integrales, ricos en fibra como pueden ser las legumbres, los frutos secos, el trigo sarraceno, las verduras, las hortalizas y las frutas.

Y también te sugiero prescindir tanto como puedas de alimentos refinados como el pan o la pasta «blancos», los dulces de cualquier tipo (aunque sean de «dieta» o ecológicos), cualquier edulcorante natural (azúcar, panela, agave, azúcar de coco y demás productos para edulcorar) o artificial, como la sacarina. Si, al principio, para deshabituarte a los dulces necesitas una pequeña ayuda, puedes utilizar estevia cien por cien o eritritol, que son los edulcorantes menos dañinos, ya que no elevan la insulina ni son de origen sintético. No obstante, te recomiendo que te acostumbres al sabor natural de los alimentos y que vayas desintoxicando el paladar del exceso de dulzor al que nos ha venido acostumbrado la industria alimentaria desde niñas.

1.3.2. Alimentación antiinflamatoria para un metabolismo activo

Como mencioné al hablar de las grasas, cuando hay inflamación sostenida, nuestro organismo da prioridad a este proceso y deriva tanta energía como puede hacia las células del sistema inmune que lo están sosteniendo. Es decir, que si tenemos inflamación crónica tenemos más resistencia a la insulina. Los alimentos que elegimos en nuestra alimentación diaria pueden favorecer o no nuestros niveles de inflamación, por lo que una alimentación antiinflamatoria es una de las claves para un metabolismo activo y una menopausia saludable.

Además de evitar las grasas inflamatorias, hay otros grupos de alimentos de los que nos conviene huir para mantener nuestra inflamación a raya, empezando por el trigo común, un alimento que forma parte de un sinfín de productos como el pan, la pasta, los dulces, los rebozados, la pizza, etc., y que por lo tanto se consume de forma habitual y reiterada. Al estar su uso tan generalizado (entre personas y también animales) y en tanta cantidad, la planta de trigo original se ha ido modificando para poder producir más granos, sobrevivir mejor a las plagas y ser más apta para el procesado. Poco tiene que ver el trigo actual con la planta original, debido a estas modificaciones. De hecho, al transformar su cáscara para que sea más fina y facilite el proceso de refinado, la propia planta ha suplido su falta de protección generando inhibidores enzimáticos, en concreto, inhibidores de la amilasa y la tripsina (ATI). De ahí se deriva el problema de que estos inhibidores enzimáticos actúan también ante nuestras propias enzimas digestivas, lo que dificulta la digestión del trigo y lo hace mucho más complejo de metabolizar. El sistema inmunitario puede detectar este alimento poco digerido y modificado como un peligro y atacarlo, generando inflamación. Cada vez más investigaciones constatan que las ATI inciden directamente sobre la inflamación y se encuentran de forma mucho más sustancial en el trigo moderno que en sus variedades más ancestrales.

De modo que, si evitamos el trigo común y elegimos sus variedades más antiguas como la espelta, el kamut, el centeno o la xeixa, así como opciones sin gluten como son el trigo sarraceno o el teff, ayudaremos enormemente a nuestro sistema inmune a relajarse y a rebajar los niveles de inflamación.

Aparte de este hecho, hay casos donde el problema no reside simplemente en el consumo de trigo, sino que la persona en cuestión tiene sensibilidad a todo el gluten y, para tratarlo, conviene recibir atención individualizada por parte de un profesional.

Sea como fuere, con el exceso de consumo de trigo moderno no le estamos haciendo ningún favor a nuestra inflamación ni, consecuentemente, a nuestro metabolismo, así que te recomiendo que reserves este cereal para ocasiones concretas y que en tu día a día optes por otras variedades de cereales con menos modificaciones.

El otro gran estimulante de la inflamación es el alcohol. Seguramente has oído alguna vez que una copita de vino tinto al día es un hábito saludable; de hecho, hasta hace muy poco se encontraba en la pirámide nutricional española. Esta afirmación tiñó de benévolo para la salud el consumo de vino y muchas personas se sumaron a su uso habitual. Pero la realidad es que la única cantidad de alcohol saludable al día es cero. De hecho, el alcohol es un gran potenciador de la inflamación, aparte de dificultar mucho la función metabólica. Una copa de vino al día, y aún más por la noche, va a comprometer la función metabólica nocturna, además de entorpecer el sueño profundo y complicarle mucho la vida a nuestro hígado. La flexibilidad es clave en la vida y en la menopausia, pero deberíamos hacer uso del alcohol en ocasiones muy especiales y evitarlo de forma diaria.

Además, los tipos de cocción también afectan a cómo nuestro organismo se relaciona con la inflamación. Las cocciones a altas temperaturas generan sustancias potencialmente tóxicas e inflamatorias como son las acroleínas, las aminas heterocíclicas o los HAP (hidrocarburos aromáticos policíclicos). Todo lo que son frituras, cocciones a la brasa, ahumados o la aparición de coloraciones negras o marrones en los alimentos indican la presencia de este tipo de sustancias. Es importante lo que comemos, pero también cómo lo cocinamos. Si optamos por cocciones al vapor o por hervir, escaldar o saltear y, obviamente, por consumir los alimentos crudos, evitamos en buena medida la aparición de estos componentes inflamatorios.

En el Capítulo 8, dedicado especialmente a la alimentación en la menopausia, aprenderemos cómo tiene que ser nuestra dieta en esta etapa de forma mucho más amplia y concreta.

1.3.3. No sólo se trata de lo que comemos sino cuándo lo comemos

Los alimentos que ponemos en nuestro plato determinan en gran medida cómo funciona nuestro metabolismo, pero, como ya os he explicado al inicio de este capítulo, el metabolismo no es simplemente una suma y resta de calorías. Hay muchos factores que condicionan cómo lo que comemos se convierte en energía o se guarda como depósito. Cuando hablamos de flexibilidad metabólica nos referimos a la capacidad del organismo para funcionar tirando de la energía que hemos consumido recientemente o de la que tenemos almacenada, de forma igual de eficiente. Cuando tenemos flexibilidad metabólica, a nuestro organismo le resulta fácil utilizar la energía guardada en forma de grasa como combustible y, por lo tanto, la quemamos de un modo más fácil. Cuando, por el contrario, tenemos rigidez metabólica, hemos consumido aquello que hemos comido, nuestro organismo no tiene la capacidad de mantener la producción de ATP a través de la energía de reserva y nos sentimos cansadas, o incluso mareadas, y necesitamos comer inmediatamente. Por lo tanto, las reservas de grasa se quedan intactas a pesar de que las podamos necesitar en muchas ocasiones. Potenciar esta flexibilidad es facilitar el trabajo del metabolismo y se traduce en salud en general. Para ello debemos «entrenar» nuestro metabolismo, como hacemos en el gimnasio con nuestro cuerpo, y ejercitar sus diferentes sistemas para que los aprenda a usar de forma óptima.

En nuestro organismo tenemos dos vías metabólicas opuestas que son como el botón de *on* y *off* para dos grupos principales de procesos. Cuando nuestro organismo tiene alimento —glucosa, principalmente— y, en consecuencia, niveles elevados de insulina, tenemos activa la vía metabólica mTOR (diana de rapamicina) que pone en *on* la creación de nuevos tejidos como el músculo, y es, en resumen, una vía de crecimiento. Cuando en nuestro organismo tenemos niveles muy bajos de insulina y otros sustratos, se activa la vía AMPK (proteína cinasa activada), donde los procesos anteriores están en *off* pero se ponen en *on* otros procesos como son la regeneración, el catabolismo («quemar grasas») y la autofagia. Cuando una vía está encendida, la otra debe estar obligatoriamente apagada.

Como con todo, en nuestro organismo necesitamos equilibrio entre las vías mTOR y AMPK; es decir, flexibilidad. La alimentación y el tipo de vida actual, donde comemos muchas veces al día y somos mayoritariamente sedentarios, tiene muy activada la vía mTOR y, mucho menos, la AMPK. Esto desemboca en situaciones principalmente anabólicas que repercuten también en una de las patologías más prevalentes actualmente: la mTOR sin el freno de la AMPK nos lleva a más proliferación de células tumorales y su angiogénesis —generación de vasos sanguíneos por donde se obtendrán nutrientes—, y evita su muerte o apoptosis, además de dificultar enormemente la utilización de reservas como energía.

Para estimular la vía AMPK debemos pasar hambre o tener una alta demanda de nutrientes. Es por eso por lo que esta vía se activa cuando hacemos ayuno, ejercicio de alta intensidad o bien tenemos un choque térmico. Si lo pensamos un poco, son todas ellas situaciones que debían abundar en la vida de nuestros antepasados: no tenían el acceso a alimentos que tenemos en la actualidad ni éstos estaban llenos de azúcares, estaban expuestos a temperaturas extremas y no de confort como actualmente y, más que hacer *footing*, corrían y trepaban para escapar o perseguir a las presas. El hambre, el ayuno, el frío y el ejercicio físico intenso está en nuestro ADN.

Es decir, que para ser flexibles metabólicamente necesitamos comer pocas veces al día y espaciar las comidas. Lo recomendable sería realizar tres ingestas al día, dejar pasar, al menos, tres o cuatro horas entre ellas, y evitar el picoteo. Además, cuanto más concentradas sean las comidas, es decir, que empecemos y acabemos de comer sin picoteos ni tentempiés, mejor para activar correctamente la vía AMPK.

El otro aspecto indispensable para la salud de nuestro metabolismo es la hora de las comidas. Por ejemplo, cuánto más tarde cenemos por la noche, más resistencia a la insulina generaremos y, en consecuencia, más tiempo tendremos un nivel elevado de glucosa e insulina en sangre. Lo ideal es comer antes de que los niveles de melatonina empiecen a subir, cuando aún es de día, como se hace en Europa. Sé que esto puede ser misión imposible con nuestros hábitos y horarios mediterráneos, pero si podemos cenar a las ocho, mucho mejor que a las nueve... y, a las siete, aún mejor.

1.3.4. *Ayuno intermitente: un aliado de la menopausia*

Seguramente has oído hablar del ayuno intermitente (AI) ya que es una de las prácticas más de moda actualmente en redes sociales y en medios divulgativos del ámbito de la salud. Y la verdad que esta práctica merece su fama, ya que de forma contraria a lo que pasa en muchas ocasiones en las modas *healthy*, el AI atesora evidencia científica y resultados prácticos que lo respaldan. En la menopausia es una de las herramientas más sencillas, prácticas, seguras y beneficiosas que conozco para favorecer la buena salud metabólica y el equilibrio y el bienestar en general.

Los principales beneficios del AI están relacionados con la autofagia, el proceso por el cual la célula elimina y/o recicla sus compuestos inservibles. En 2016, el japonés Yoshinori Ohsumi ganó el premio Nobel de Medicina por sus investigaciones sobre este proceso celular, que a su vez había iniciado el belga Christian de Duve, en 1974, por las cuales también ganó otro premio Nobel. Lo que descubrieron estos investigadores es que en ciertas condiciones la célula tiene capacidad de eliminar o reciclar compuestos que ya no tienen función o cuya función no es la correcta. Es el proceso de desintoxicación más profundo que existe, la desintoxicación celular, y que resulta decisiva para prevenir el envejecimiento prematuro, el cáncer o la neurodegeneración, entre muchas otras cosas. Para que esto suceda, necesitamos que se den determinados requisitos que le permitan a la célula iniciar la autofagia. El «interruptor» que va a activarla es justamente la vía metabólica AMPK. De ahí la importancia del AI: si proveemos a nuestro cuerpo de ciertas horas sin ingesta (entre catorce y dieciséis), sabemos que se activará la vía AMPK y que nuestras células disfrutarán de bastante tiempo de autofagia.

La autofagia facilitará que nuestras células estén más sanas y desintoxicadas, lo que por una parte evitará la inflamación que se genera al tener células que funcionan mal y, por otra, mejorará su función metabólica. En concreto, un pequeño orgánulo que contiene la célula, la mitocondria, es la principal encargada de quemar sustratos para convertirlos en energía y, cuando gozamos de una buena cantidad de mitocondrias y las mantenemos jóvenes, nuestro metabolismo funciona a toda máquina.

Por este motivo, el AI es una gran herramienta en la menopausia, ya que nos ayuda a entrenar la flexibilidad metabólica, protege la salud celular y ayuda a mantener las células jóvenes gracias a la autofagia, que cuida de nuestras mitocondrias favoreciendo que quemen energía de forma eficiente. Incluso favorece el proceso por el cual las mitocondrias se reciclan o se eliminan —las que ya no funcionan correctamente—, lo que se conoce como mitofagia.

La práctica del AI es mucho más sencilla de lo que pudiera parecer. Se basa en pasar entre catorce y dieciséis horas sin ingerir alimentos, pero sí tés, infusiones o café —sin ninguna clase de edulcorante o leche de ningún tipo—, así como caldos de verduras (sólo el líquido). Dependiendo de cuándo tengamos más hambre, podremos realizar el AI desayunando más tarde o haciendo una merienda cena.

No se trata de saltarnos comidas; el efecto del AI no es el resultado de un recorte de calorías, sino de concentrar las tres comidas en una ventana de ingesta más pequeña. Y tampoco es necesario practicarlo todos los días: basta con que lo pongamos en práctica entre uno y tres días a la semana.

1.3.5. Ejercicio físico

Ya hemos hablado de toda la energía que consumimos y cómo la metabolizamos; ahora nos vamos a adentrar en cómo la gastamos, es decir, en la actividad física.

De la misma manera que las dietas clásicas están poco adaptadas a la realidad de la menopausia, los abordajes clásicos del ejercicio físico tampoco lo están. El típico ejercicio cardiovascular de bicicleta estática, salir a caminar o las clases de tonificación suaves poco nos ayudan a nivel metabólico durante esta etapa. Evidentemente, lo más importante es evitar el sedentarismo a toda costa —en nuestra vida en general y, más si cabe, en esta fase—, pero si queremos optimizar la actividad física que practiquemos para que tenga el máximo efecto metabólico debemos tener en cuenta todo lo que hemos aprendido sobre los cambios que ocurren en esta etapa y cómo podemos adaptar las pautas de la actividad física a ellos.

Para empezar, necesitamos entender que tanto la grasa como el músculo actúan como órganos metabólicos. Nuestra musculatura necesita mucha energía para crecer y repararse, pero por el simple hecho de existir ya consume mucho ATP. Es decir, que dos personas sentadas en el sofá mirando una serie, una con buena masa muscular y otra con poca, tendrán un consumo muy diferente de calorías estando en reposo. La persona con más musculatura estará consumiendo muchas más que la otra, aunque estén desarrollando la misma actividad. Además, el músculo facilita la permeabilidad a la glucosa y previene la resistencia a la insulina. Está documentado que hay deportistas diabéticos que pueden regular sus niveles de glucosa con la práctica deportiva. Ejercitar los músculos es indispensable para la mujer menopáusica tanto por su salud metabólica como por muchos otros motivos que iremos conociendo. Tal vez ahora estés pensando que no te gustan las mujeres musculadas o quizá te parezcan poco femeninas. En este sentido, quiero que sepas que es mucho más complejo de lo que pensamos conseguir esta apariencia —te lo dice alguien que entrena más de doce horas a la semana— y, por otra parte, deberíamos revisar los aspectos relacionados con el binomio mujer y músculo.

Con la grasa pasa todo lo contrario. Como ya hemos aprendido en este capítulo, a más grasa (sobre todo abdominal), más resistencia a la insulina y más dificultad metabólica. Por ello, es interesante tener un nivel saludable de grasa para favorecer la flexibilidad metabólica.

Así que necesitamos practicar ejercicio físico de forma regular para que se forme masa muscular y se estimule el metabolismo. Pero no sólo eso. La actividad física programada es indispensable, como veremos a continuación, pero no podemos olvidarnos de la actividad física no programada, es decir, movernos tanto como sea posible. Subir escaleras en lugar de coger el ascensor, ir caminando a todos los sitios, evitar estar sentadas más de dos horas seguidas; en definitiva, mantenernos tan activas como sea posible. Tanto la actividad física planificada como la no planificada son indispensables.

El ejercicio físico óptimo en la menopausia

Si queremos entrenar de forma inteligente, optimizando las horas que le dedicamos al gimnasio para que tengan su máximo su efecto, hay dos tipos de entrenamiento clave que debemos poner en la agenda.

En primer lugar, el entrenamiento de fuerza. Para aumentar nuestra masa muscular necesitamos generar estímulos en estos tejidos para los cuales no estén adaptados. Lo que hará el músculo es prepararse para cuando vuelva a repetirse ese estímulo que lo «ha cogido desprevenido», aumentando así sus fibras y depósitos. En esto justamente radica el ejercicio de fuerza: generar estímulos lo suficientemente intensos como para que mantengamos y, si es posible, aumentemos nuestra masa muscular. Ejercicios como sentadillas, dominadas, flexiones y también levantar pesos son ideales para las mujeres en fase menopáusica. Necesitamos tener una buena cantidad de músculo para un metabolismo sano. Mi recomendación es que acudas a algún centro con personal cualificado que pueda instruirte en el trabajo de fuerza de forma segura y con buena técnica: ésa es la mejor forma de evitar lesiones y obtener una buena respuesta al entreno.

La segunda estrategia que debemos tener en cuenta es el ejercicio de alta intensidad o HIIT (*High Intensity Training*), que consiste en realizar ejercicio físico poniéndote al ochenta por cien de tu capacidad pulmonar —es decir, que te falte el aire y sudes mucho—. La buena noticia es que el sufrimiento dura poco, en veinte o treinta minutos tenemos suficiente para activar la autofagia. El hecho de que tan poco tiempo de ejercicio nos genere casi tantos beneficios a nivel metabólico como una sesión más larga se debe a que es un tipo de práctica que genera más EPOC (*Excess Post-Exercise Oxygen Consumption*), que hace referencia a todo el esfuerzo que realiza nuestro organismo después del ejercicio para recargar depósitos y generar todas las adaptaciones necesarias para la actividad física realizada. Para llevar a cabo estas funciones, nuestro cuerpo quema una gran cantidad de calorías. Es decir, que después de una sesión de HIIT sigues consumiéndolas mientras estás en el sofá viendo tu serie favorita. La mayoría de las actividades físicas generan EPOC, pero se ha estudiado que el HIIT lo genera de forma más intensa y durante unas cuarenta y ocho horas.

Y la tercera estrategia que me gustaría indicarte es que te muevas en ayunas. Puedes salir a caminar, correr o hacer tus entrenos en ayunas para ejercitar tu flexibilidad metabólica y hacer que el cuerpo tenga que buscarse la vida para obtener energía de sus depósitos. Empieza siempre poco a poco. No te inicies en el HIIT en ayunas, sino que prueba de salir a caminar primero y, si te sientes bien, puedes incrementar la intensidad del ejercicio que hagas.

Mi experiencia me dice que si no somos personas habituadas a realizar ejercicio físico antes de la llegada de la menopausia nos cuesta bastante introducir en nuestra rutina la actividad física. La falta de costumbre hace que no encontremos el tiempo o que nos dé mucha pereza. En mi opinión, la cuestión radica en empezar y priorizarnos. Si le dedicamos a la actividad física el suficiente tiempo como para notar sus efectos en el cuerpo, el ánimo y la energía, es muy difícil que la abandonemos. Para mí, es la mejor píldora para sentirme feliz, enérgica y ágil. Prueba a apuntarte a algún sitio donde puedas entrenar en grupo, que incluso haya interacción entre los compañeros y que tengan retos que te animen a seguir mejorando. Para mí fue clave para engancharme a entrenar y, actualmente, no puedo vivir sin mis clases de *crosstraining*, mis *runnings* por la montaña y las carreras de obstáculos.

1.3.6. Aumenta tu grasa (pero la parda)

¿Sabías que existe una grasa que estimula el metabolismo? ¡Pues sí! Se trata de la grasa parda, un tipo de grasa que tiene este color diferente a la común, la blanca, porque está más vascularizada y contiene muchas mitocondrias. Cuando somos bebés tenemos gran cantidad de esta grasa que después se va convirtiendo en la blanca.

La función principal de este tipo de grasa es la termogénesis, que se basa en mantener el calor corporal ante el frío. En este tejido se consumen gran cantidad de calorías provenientes de los propios ácidos grasos que tiene almacenados y también de otros depósitos de energía como la glucosa para responder al frío. Es una grasa metabólicamente activa que consume bastante energía, de manera que, como nos pasaba con la musculatura, a más grasa parda, más consumo de energía en reposo. De hecho, hay investigaciones en curso que comprueban cómo los sujetos que tienen una buena cantidad de este tejido tienen menos probabilidades de sufrir obesidad y diabetes.

Como su función principal es la termogénesis, ya podemos intuir que para poder aumentar este tipo de grasa tenemos que exponernos al frío. Efectivamente, pasar frío es un muy buen hábito para nuestra salud. Ducharnos con agua fría, bañarnos en ríos o lagos, practicar actividades en el exterior en invierno o mantener la temperatura de casa en invierno por debajo de 20 ºC son acciones que nos ayudarán a cultivar grasa parda y, por lo tanto, a fomentar la acción metabólica. Además, a más grasa parda, más tolerancia al frío, así que en poco tiempo reduciremos las capas que llevamos en invierno.

1.3.7. Circuitos de hambre y saciedad

Existe una gran cantidad de mecanismos que se encargan de regular las señales fisiológicas del hambre y de la saciedad. El proceso no es tan sencillo como notar que disminuye la energía y automáticamente aparezca la sensación de hambre ni como comer lo suficiente para llenar mis depósitos y sentirme saciada. En el centro neurálgico del hambre, el hipotálamo, se reciben señales de órganos como el tejido adiposo, el sistema digestivo o el cerebro que se encargan de regular nuestras ganas de comer o de sentirnos llenas.

La sensación de hambre viene producida, en primer lugar, por el estómago, que cuando está vacío genera en sus células del fundus una hormona llamada grelina que, juntamente con la señal de niveles bajos de glucosa en sangre, llega al hipotálamo para segregar otros mensajeros como son el neuropéptido Y o las orexinas, que a su vez nos mandan la señal de hambre, además de funcionar metabólicamente para movilizar grasas y otras reservas de energía.

Una vez hayamos comido, cuando ya sea suficiente, en el intestino, ante la presencia de alimentos, así como en el tejido adiposo, se mandarán otras sustancias como el péptido YY o la leptina, que activan en nuestro cerebro la señal de saciedad. Todos estos mecanismos son más complicados de lo que parece e implican una regulación de las señales del hambre y la saciedad a corto y largo plazo, pero nos dan una idea de cómo la organización de estos procesos sucede de forma compleja y relativa a nuestros niveles de energía.

En este punto, deberíamos detenernos para diferenciar el hambre del apetito. Así como el hambre responde a necesidades reales de ingesta de energía, el apetito, también llamado hambre emocional, responde a la necesidad de ingesta de alimentos para aumentar nuestros neurotransmisores relacionados con el placer o la felicidad.

Cuando vivíamos en estado salvaje, nuestro organismo desarrolló estrategias orgánicas para estimular la búsqueda de ciertos alimentos. En la naturaleza no abundan alimentos con mucha cantidad de azúcar o grasa que, a su vez, son muy interesantes en una época de carencia de comida, ya que nos aportan mucha energía. Por lo que en nuestro cerebro se generó el llamado circuito de recompensa, un sistema por el cual cada vez que encontrábamos alimentos ricos en azúcares o grasas —o la mezcla de ambos— nos recompensaba con una buena dosis de neurotransmisores, como pueden ser la dopamina, que nos proporciona sensación de placer. Este «chute» de dopamina hacía que siguiéramos buscando este tipo de alimentos, tan útiles para la supervivencia. Es un sistema que nos ha permitido sobrevivir y ser eficientes en la búsqueda de alimentos con un buen aporte de energía.

El problema surge en la actualidad. En el mundo occidental, donde no tenemos que ir a buscar alimentos, sino que los tenemos servidos a nuestro gusto y en abundancia, este sistema de recompensa sigue estando activado. Y los tecnólogos alimentarios lo conocen a la perfección: saben que, si crean productos ricos en estos dos elementos, nuestro cerebro nos aportará dopamina y querremos consumirlos una y otra vez. Es más, cuando nos sintamos tristes o ansiosas, nuestro cerebro recordará que, con comida como galletas, bollería, patatas de bolsa o chucherías obtenemos un aporte de dopamina que nos hará olvidar las penas. Y cuánto más repitamos el vínculo entre sentirme ansiosa y comer por este motivo, más fácil será que se convierta en hábito.

¿Esto significa que no tenemos que atender a nuestra hambre emocional? ¡No! En absoluto. El apetito o hambre emocional es tan lícita como la fisiológica, pero poniéndola en su contexto y entendiendo por qué sucede. Si soy consciente de que tengo hambre porque estoy nerviosa, me será más fácil reconocerla y tener en cuenta lo que me pasa. Si no, la podré confundir con la necesidad de ingerir energía y atenderla mucho más directamente con comida.

Entonces, las diferencias principales entre ambos tipos de hambre serían las siguientes:

Hambre

- Responde a niveles bajos de energía.
- No se pasa, aunque me ponga a realizar otras actividades.
- No es selectiva: me comería cualquier cosa.

Apetito

- Responde a necesidades emocionales.
- Se pasa si me distraigo o me pongo a realizar otras actividades.
- Es selectiva: sólo me apetecen ciertos alimentos.

La clave reside en no negar el hambre emocional o apetito, sino en atenderlo sabiendo su causa. Hay muchos hábitos que podemos adoptar para tener una buena relación con nuestra alimentación:

- Comer tranquilas, sin mirar el móvil ni el televisor.
- Masticar correctamente y saboreando los alimentos.
- Cuando empezamos a sentirnos saciadas es un buen momento para dejar de comer. Las señales de saciedad tardan en llegar y masticar bien y con tranquilidad es una buena forma de digerir mejor y permitir que tengamos una saciedad adecuada. ¿No te ha pasado nunca que te has quedado con hambre y, cuando has acabado de prepararte más comida, ya se te había pasado?
- Actividades que estimulan la dopamina: abrazar a un ser querido o mascota, bailar o escuchar música que nos guste, hacer deporte y rodearnos de naturaleza, por ejemplo.

Ahora que conoces cómo funciona tu hambre, tu apetito y tu saciedad seguro que te comprendes mejor y puedes acoger el hecho de que comamos por necesidades emocionales. Lo importante es ser comprensivas y amorosas con nosotras mismas y aplicar estos hábitos para tener una buena relación con nuestra alimentación.

1.3.8. Suplementos naturales para el metabolismo

Dejo este apartado casi para el final de este capítulo porque, aunque creo en los suplementos naturales como grandes herramientas para nuestra salud, también pienso que su consumo sin la puesta en práctica de todos los hábitos mencionados anteriormente tiene poca efectividad. En la sociedad en la que vivimos, donde buscamos resultados rápidos y con poco esfuerzo, es fácil caer en la tentación de basar nuestros cambios de vida saludable en suplementos en lugar de sostenerlos en hábitos.

Muchos de los suplementos «quemagrasas» tienen más bien poca evidencia científica y efectividad. Pero sí que tenemos plantas y otros suplementos que pueden potenciar el efecto de nuestra alimentación, nuestro ayuno intermitente y nuestro ejercicio físico.

Un buen ejemplo es la berberina, que se trata de una planta que tiene prometedores efectos a nivel de regulación de la glucosa. Sus principios activos tienen relación con un aumento de la sensibilidad a la insulina, con la activación de la vía AMPK e incluso con la formación de lipoproteínas de baja densidad (el denominado colesterol «malo»). También tiene efectos beneficiosos sobre la microbiota, ya que ayuda a controlar poblaciones poco amigables de bacterias y, por lo tanto, a disminuir la inflamación —y ya sabes que, a más inflamación más dificultad metabólica.

Los probióticos también son buenos aliados para regular nuestro metabolismo, ya que realizan un efecto que va a perdurar a largo plazo. Ya hemos visto cuál el efecto de *Akkermansia muciniphila* sobre nuestra composición corporal, pero, por desgracia, actualmente la forma más efectiva de estimular el crecimiento de esta bacteria es a través de la alimentación, ya que no existen probióticos con este elemento que tengan efectividad y recorrido. Aunque seguramente dentro de poco tiempo serán habituales en nuestro arsenal de probióticos.

Existe otra bacteria con efectos probados sobre el metabolismo, *L. gasseri*. Diversos estudios han comprobado que la administración de probióticos con esta cepa, entre otros, provocaba un descenso de los niveles de resistencia a la insulina, de inflamación e incluso de los niveles de leptina. También se ha observado cómo las personas con tendencia a la obesidad tienen un marcado descenso de esta cepa de bacterias. Los probióticos en general o, mejor dicho, una microbiota saludable, siempre tendrán un efecto positivo sobre nuestra salud metabólica, por lo que conviene introducirlos en nuestro día a día, junto con una buena alimentación y hábitos que nos favorezcan.

También me gustaría mencionar uno de mis suplementos favoritos que tiene muchas funciones interesantes para nuestra vida menopáusica: la cúrcuma. Esta bella planta, de gran uso tradicional en países como la India, tiene propiedades antiinflamatorias, reguladoras de la microbiota y también de la función del hígado. La combinación de estas tres propiedades hace que sea ideal para un buen funcionamiento del metabolismo. Además, se ha observado que sus principios activos también estimulan la vía metabólica AMPK que ya conocemos, lo que activa la autofagia. Lo importante en relación con la cúrcuma es que podamos adquirirla de buena calidad y bien formulada. La cúrcuma es una planta maravillosa, pero con muy mala absorción, por eso sus efectos bondadosos son más bien escasos si sólo la añadimos a los platos o tomamos cúrcuma *latte*. Para poder gozar de todos sus beneficios necesitamos un buen suplemento de cúrcuma, diseñado para maximizar su absorción.

Otro suplemento que ayuda al metabolismo al permitir su correcta regulación es la melatonina. En los siguientes capítulos hablaremos del papel de los ritmos circadianos en la menopausia en general, pero en relación con la resistencia a la insulina, nuestro sueño tiene mucho que ver. Cuando conseguimos dormir bien, las horas que tocan y con un sueño tan profundo como debería, logramos que la hormona que se segrega, la melatonina, ejerza una acción reguladora del sistema inmune y especialmente de los linfocitos T, resolutorios de la inflamación. Además, la melatonina activa movimientos intestinales y procesos de reparación que afectan a la buena salud de la microbiota. Y, finalmente, el hecho de que nuestros relojes biológicos estén bien sincronizados tiene un efecto directo en la buena captación de glucosa y su metabolismo. Con la edad —y también si no tenemos una buena higiene del sueño—, nuestros niveles de melatonina descienden y pueden entorpecer el descanso y también la función metabólica. Más adelante, aprenderemos a tener una buena higiene del sueño, pero debemos considerar que la melatonina en suplemento también puede ser una ayuda natural para potenciar nuestros buenos hábitos metabólicos.

El resveratrol, un fitoquímico natural que se encuentra ampliamente en algunas plantas, en frutas y en el vino tinto, ha mostrado beneficios sobre la homeostasis de glucosa y lípidos e incluso en la reducción de la acumulación de grasa corporal. Se trata de un compuesto estudiado a raíz de la «paradoja francesa», que se refiere a la baja prevalencia de cardiopatía isquémica en poblaciones con un alto consumo de grasas saturadas y que, en parte, se relaciona con el consumo regular de vino tinto. Además, se ha demostrado que el resveratrol imita los efectos de la restricción calórica a través de la activación de la sirtuina 1 (SIRT1), lo que prolonga la vida y previene los efectos nocivos del exceso de ingesta calórica en roedores, como es la resistencia a la insulina. ¿Significa esto que debemos introducir el vino tinto en nuestra alimentación? ¡Para nada! El alcohol contrarresta los efectos positivos que pueda aportarnos el resveratrol y ya hemos dicho que la dosis segura de alcohol es cero. Aun así, podemos tomar un buen suplemento de resveratrol de vez en cuando para fortalecer nuestra salud metabólica.

Como decíamos, todos estos suplementos son simples ayudas y potenciadores de nuestros hábitos, ya que el poder de un metabolismo sano y activo reside en estos últimos.

1.3.9. Aceptarnos en la menopausia

A lo largo de este capítulo hemos visto cómo podemos activar nuestro metabolismo teniendo en cuenta los cambios que sufrimos durante la menopausia. Pero hay algo importante que debemos tener en cuenta. De la misma manera que durante la niñez nuestra fisiología marca unas formas corporales, en la adolescencia otras, y en la edad adulta éstas también cambian, debemos aceptar que en la menopausia nuestro cuerpo sufre transformaciones.

La idea de mantener un metabolismo activo no sólo responde a la intención de prolongar los cánones de belleza propios de una mujer de veinte años, sino también al objetivo de mantener nuestro nivel de energía, nuestra salud cardiovascular y prevenir la diabetes, entre muchas otras cosas. Si nos queremos aferrar a mantener el tipo de cuerpo impuesto por la sociedad, al cual responde un porcentaje muy pequeño de mujeres, lo más probable es que sintamos frustración. En la menopausia, los cambios hormonales provocan transformaciones en la composición corporal tal y como venimos comentando. Seguramente nos veremos con menos curvas y con más facilidad para acumular grasa en el abdomen en lugar de en las caderas. Es completamente normal que nuestro cuerpo cambie y es importante que lo aceptemos y lo abracemos en la menopausia, de la misma manera que lo hacemos a medida que cambiamos en las distintas etapas en nuestra vida.

En mi caso, sentí cómo, aproximadamente dos años después de entrar en la menopausia, mi cuerpo se transformaba. Se desvanecieron las curvas y mis formas se volvieron más rectas. Me salió grasa en el abdomen, algo que nunca había tenido, y también aumenté de peso. Estaba comiendo más sano que nunca tras mi enfermedad y también estaba haciendo deporte. Sentir estos cambios con veintiocho años fue muy duro emocionalmente. No puedo obviar toda la presión autoimpuesta y recibida también por parte de la sociedad por mantener ciertos cánones y más si sólo tienes veintiocho años. En ese momento, aún no conocía tan bien a la amiga menopausia y seguía pautas generales en relación con la alimentación y el ejercicio. Después de muchos años de investigar, hoy en día he encontrado el equilibrio para poder mantener un metabolismo saludable y activo a pesar de mi estado hormonal. Me siento feliz con mi composición corporal y tengo energía a raudales y una muy buena salud metabólica, aunque no tenga las curvas habituales para mi edad.

2

Piel radiante en la menopausia

2.1. Cambios que la piel experimenta en la menopausia

La piel es el órgano más extenso de nuestro organismo y también el más externo. Así como no podemos observar qué aspecto tiene nuestro hígado y evaluar su estado, sí podemos analizar cada detalle de nuestra piel simplemente mirándonos al espejo. Además, otorgamos una gran importancia a la estética. Nuestra cultura vanagloria una piel joven, sin imperfecciones ni arrugas. Sólo hace falta percatarnos de todo lo que hacemos las mujeres (y también los hombres) para «conservar» nuestro rostro. Rutinas de cuidado de la piel infinitas, maquillaje e incluso tratamientos de medicina estética. Por ello, uno de los mayores temores cuando alcanzamos la menopausia es el envejecimiento acelerado de la piel.

La realidad es que el cambio de paradigma hormonal sí que tiene un impacto directo sobre la fisiología de la piel y las mucosas. Se producen variaciones debidas al descenso de estrógenos y progesterona que acaban incidiendo en nuestro aspecto. Muchas de estas transformaciones que observamos en la menopausia no sólo tienen que ver con los cambios propios de esta etapa, sino que forman parte del proceso de envejecimiento natural (sino sólo envejeceríamos las mujeres) y, además, tienen mucho que ver con nuestros hábitos y nuestro estilo de vida. De modo que, conociendo cuáles son estos cambios y por qué tienen lugar, podemos tratar de mantener una piel bella y saludable.

Siempre digo que el cuidado de la piel puede parecer una excusa superficial para cuidarse, pero la realidad es que puede ser la invitación perfecta para que muchas personas empiecen a tomar conciencia de sus hábitos de vida y alimentación, de modo que ¡bienvenida sea esta excusa! He experimentado en mí misma y en muchas de mis pacientes cómo los cambios de rutinas tienen un impacto muy directo y rápido en la apariencia de la piel, así que motivo de más para cuidarnos.

La parte que más transformaciones sufre por el descenso estrogénico es la fibra elástica. Imagínate que en el tejido que forma tu piel existe una malla encargada de mantener la estructura, formar más ácido hialurónico para atrapar la hidratación y sostener las fibras de colágeno. Si hay menos formación de fibra elástica, sentiremos diferentes efectos sobre el aspecto de las mucosas: una piel menos tersa y, por lo tanto, con más arrugas y surcos, más deshidratada y con menos brillo. Los estrógenos estimulan la formación de este tipo de fibra, por lo que también notamos que la piel está más resplandeciente durante la primera fase del ciclo menstrual, bajo el mayor influjo de esta hormona. No es casualidad que estemos más «guapas» durante la fase del ciclo menstrual donde tocaría aparearnos en busca de un posible embarazo.

El segundo conjunto de cambios en la piel y las mucosas viene de la mano de la hormona progesterona. Cuando llegamos a la menopausia, no sólo bajan los estrógenos, sino que también lo hace lo progesterona y hay un claro aumento de los andrógenos. Estos también tienen efectos sobre nuestro sistema de mucosas. Al estimular la formación de sebo en zonas concretas, podemos encontrarnos con la aparición de acné enquistado, zonas de piel más grasas o caída de cabello de tipo frontal. El exceso de sebo en la piel puede generar acné al tapar el folículo e infectarse, así como taponar el folículo piloso y favorecer la caída de cabello. Quizá ahora que transitas la menopausia experimentas que necesitas lavarte el pelo más a menudo porque se engrasa más, te salen granitos en la zona del mentón o puede que aparezca más vello en algunas zonas. Todos estos aspectos tienen que ver con la producción extra de andrógenos que se está dando.

La progesterona también condiciona el aumento de andrógenos. Durante la edad fértil, la progesterona actúa de antagonista de las 5-alfa reductasas, las enzimas encargadas de transformar los andrógenos en su versión activa, que podrá unirse a sus receptores. Al competir con esta enzima, no se permite que la progesterona haga su función de forma regular. Con su descenso, los andrógenos tienen vía libre para unirse al receptor y sus efectos se hacen más notables. Es decir, que por una parte podemos notar la piel más fina, apagada y menos tersa por la bajada estrogénica y, por otra, la piel más tipo mixta y con imperfecciones.

Todos estos efectos no sólo suceden en nuestro rostro, sino que tienen lugar en todas las mucosas del cuerpo; es decir, en los ojos, la boca, el intestino y la vagina. Por ello, puedes experimentar sequedad ocular, más problemas digestivos o más rigidez y falta de lubricación vaginal. Por este motivo, todo lo que te voy a compartir a continuación escapa de un simple fin estético: nos ayudará a mantener la piel más bonita, pero también a cuidar de nuestra salud en general.

2.2. Cómo cuidar nuestra piel desde el interior

2.2.1. Antes de limpiar, mejor no ensuciar

Tal vez no lo sabías, pero la piel es un órgano más de depuración de nuestro organismo. Por ello, es tan sensible al exceso de toxinas y la falla de funcionamiento de otros órganos como el hígado. Si queremos una piel hermosa y sana tenemos que disponer de un buen sistema de depuración orgánico.

Quizá ya estés pensando en tomar plantas depurativas o hacer dietas de desintoxicación, así que es un buen momento para recitarte mi mantra en relación con la depuración: «Antes de limpiar, mejor no ensuciar». Esto significa que siempre será mejor evitar un exceso de toxinas de forma regular que ponernos a estimular su eliminación puntualmente. Imagina que tu cuerpo es como tu casa y que nos dedicamos a echar todo por el suelo, a no recoger nada, a no fregar ni un plato, a desordenar todo, a dejar la basura esparcida por toda la casa y después hacemos un día entero de limpieza donde queda todo limpio. Mientras vivamos en la suciedad, no estaremos cómodas y tendremos un entorno insalubre y, después del día de limpieza, estaremos agotadas y será difícil que pueda quedar todo impecable con tanto desorden previo. En cambio, si evitamos ensuciar de más, vamos recogiendo, limpiando y ordenando cada día, nos sentiremos mucho mejor en nuestra casa y todo funcionará mejor.

Aunque a veces pueda no parecerlo, nuestro organismo está perfectamente diseñado para eliminar toxinas y mantenernos en un entorno orgánico limpio. Las expulsamos por muchas vías diversas (sudor, heces, aliento, orina), que hacen que la eliminación sea constante y diversificada. Por ejemplo, tenemos un sistema de cloacas maravilloso y complejo en nuestro intestino (el sistema de la vena porta), que recoge la gran cantidad de toxinas que se generan en este órgano para llevarlas directamente al hígado, donde se eliminan con un gran nivel de precisión. Del mismo modo, también nuestra microbiota saludable puede neutralizar toxinas.

No obstante, nuestro organismo está diseñado para llevar a cabo sus funciones depurativas en un entorno natural, no en uno lleno de toxinas procedentes de los alimentos y los cosméticos, con un aire sucio y contaminado y una vida sedentaria que ralentiza la eliminación.

El entorno tóxico que podemos percibir en nuestro planeta tiene su equivalencia en nuestro interior. Así como la Tierra debería ser un lugar de aguas cristalinas, bosques verdes y frondosos y aire puro, pero en vez de ello tenemos plásticos formando islas en los océanos, aire tan contaminado que no nos deja ver y bosques asfixiados por la actividad humana, nuestro organismo debería mantenerse limpio y con un nivel de tóxicos bajo y manejable, pero en cambio estamos expuestos a una cantidad de suciedad tan elevada y tenemos unos hábitos tan poco limpios que nuestros órganos limpiadores del cuerpo no dan abasto. Así como en la naturaleza vivimos una situación de crisis ecológica, en nuestros cuerpos tenemos crisis tóxicas. La toxemia dificulta (y mucho) la acción normal de nuestras células y hace que las toxinas se eliminen por donde se pueda, por ejemplo, la piel.

La depuración del organismo está diseñada para que sea constante y en un entorno no tan tóxico como el actual. Las prácticas «detox» puntuales puede que funcionen y que resulten útiles en momentos concretos, pero el esfuerzo que hace el cuerpo en un proceso de depuración masivo es muy grande, por lo que cuánto más continuada y diaria sea la práctica, más favoreceremos su función.

CÓMO NO ENSUCIARNOS

Cuando pensamos en intoxicación acostumbramos a pensar en fuentes de suciedad que proceden de fuera, pero la intoxicación también puede ser endógena o interna. Una de las fuentes de tóxicos más importantes de nuestro cuerpo se encuentra en el intestino. Una microbiota saludable evita que la mucosa intestinal sea un «colador» de toxinas hacia la sangre e incluso sabemos que algunas bacterias pueden neutralizar tóxicos que ingerimos con la alimentación. Pero una microbiota en desequilibrio —en disbiosis— formará colonias de microorganismos que generan metabolitos, como el metano o los indoles y el amoníaco, que actúan como tóxicos, además de degradar la barrera de la mucosa intestinal.

En relación con el intestino y la microbiota, también podemos experimentar una situación fisiológica que hace que se generen gran cantidad de toxinas en nuestro interior: el estreñimiento. Unas heces estacionarias, que no se evacuan a diario y que se quedan retenidas en nuestro colon por más tiempo del que deberían, facilitan la fermentación y putrefacción en exceso por parte de la microbiota, generando sustancias tóxicas como los BCFA (ácidos grasos de cadena ramificada), los indoles, los sulfitos o el amoníaco. Aparte, estamos ralentizando la evacuación de residuos liposolubles que tienen su vía de eliminación mayoritaria en las heces. Todo este extra de suciedad viajará por nuestras «cloacas», el sistema de la vena porta, en dirección al hígado. ¿Sabías que el intestino es el único órgano que pasa su sangre venosa por el hígado antes de volver al corazón? Es otra muestra de la sofisticación del cuerpo humano, que antes de volver al corazón filtra la sangre del intestino para protegerlo de la alta toxicidad que puede haber en este órgano.

Una microbiota desajustada es una forma de autointoxicación en mayúsculas, por lo que no es casualidad que si la padecemos podamos notar más fácilmente que nuestra piel tiene más impurezas y está menos resplandeciente.

Algunas claves para tener un buen tránsito intestinal y evitar «ensuciarnos» son las siguientes:

- La fibra: Además de actuar como prebiótica y dar de comer a nuestras bacterias amigas, también necesitamos tomar buenas dosis de fibra no fermentable que ayuden a estimular los mecanorreceptores del colon, que facilitarán su movimiento. Es decir, que necesitamos ingerir a diario verduras y hortalizas crudas y cocinadas de forma ligera, semillas, frutos secos, legumbres y frutas. Si remojas semillas de chía y lino con leche vegetal sin azúcar durante toda la noche, tendrás por la mañana un pudín que ayudará a que las heces se deslicen y se eliminen. Si le añades frutos rojos y plátano, te queda un desayuno de lo más nutritivo y saludable.
- El magnesio es un oligoelemento implicado en la movilidad del intestino, y si aumentamos su ingesta con frutos secos, semillas y legumbres, ayudaremos a que el intestino se mueva y evacuaremos más fácilmente.
- La bilis es como la «crema hidratante» de nuestro intestino. Su déficit implica una mucosa donde las heces se deslizan menos y nos cuesta más ir al baño. Tiene como función la digestión de las grasas y, por lo tanto, se libera al intestino desde la vesícula (o hígado, si no tenemos) en el momento en que ingerimos grasas. Si por la mañana tomamos grasas saludables (aceite de oliva virgen extra, frutos secos, coco, aguacate) facilitaremos que se libere desde el inicio del día. También nos sirve en ayunas la ingesta de una buena cucharada de aceite de oliva virgen extra para que la hormona co-

lecistoquinina estimule la liberación de bilis desde primera hora.

- Cuando el alimento principal de nuestras bacterias pasa de ser la fibra fermentable a la carne y otros alimentos muy ricos en proteínas, las bacterias cambian su metabolismo de fermentativo a putrefactivo y dejan de producir aquellas sustancias tan interesantes como los SFCA (ácidos grasos de cadena corta), que producen compuestos como el amoníaco, los BCFA (ácidos grasos de cadena ramificada), aminas, fenoles, indoles y sulfitos. Todos estos compuestos no tienen nada que ver con los SFCA, sino que se comportan directamente como toxinas. Además, el hecho de tomar alimentos con tan poco contenido en fibra (carne, lácteos, cereales refinados, etc.), absorberán más agua en su tránsito intestinal y lo ralentizarán empeorando nuestro estreñimiento.

- Una buena hidratación es básica para un buen tránsito intestinal y para la eliminación de toxinas general. Una de las funciones del colon es reabsorber el agua restante de las heces en la parte final de la digestión. Por este motivo, cuando tenemos diarrea —que significa un paso muy rápido por el colon—, tenemos heces con mucha agua (líquidas o pastosas) y, durante el estreñimiento, ocurre lo contrario: debido al largo tiempo que pasan en el colon se reabsorbe en exceso su agua y tenemos heces secas o en forma de bolitas. Si nos hidratamos correctamente tendremos heces más hidratadas desde el inicio, que podrán contrarrestar este efecto y ser eliminadas más fácilmente.

- Evita los laxantes catárticos. Estos laxantes promueven la acumulación de electrolitos y agua en el colon, forzando así la evacuación que se producirá de forma catártica. No sólo los hay de origen sintético, sino que hay muchas plantas que ejercen el mismo efecto catártico en el intestino y que, además, están disponibles en forma de infusión o extractos —por ejemplo, el sen, la cáscara sagrada o la frángula—. Estos remedios sólo deberían utilizarse en casos extremos, cuando llevamos más de cuatro o cinco días sin ir al baño. De lo contrario, corremos el peligro de que el colon pierda su tono natural y sólo funcione a base de laxantes catárticos.

Así que ir bien de vientre es una gran forma de mantener nuestra casa limpia desde dentro. Pero también hay que tener en cuenta toda aquella toxicidad que viene de fuera y que, en muchas ocasiones, no somos conscientes de lo presente que está.

TÓXICOS (DEMASIADO) HABITUALES

Dos de los tóxicos más potentes que tenemos a nuestro alcance y que mucha gente consume diariamente son el alcohol y el tabaco. Sobre el tabaco, no cabe duda de que es tóxico, cancerígeno y que favorece el envejecimiento, entre otras muchas «bondades» —aunque no siempre ha sido así: de hecho, en el pasado incluso se le atribuían características saludables—. Sin embargo, muchas personas siguen incluyendo el tabaco en su rutina.

El tabaquismo es uno de los hábitos que más acelera el envejecimiento de la piel. En las personas fumadoras es más fácil que se presenten arrugas, manchas e impurezas. Todos estos signos no dejan de mostrarnos los efectos del tabaco en nuestro interior, así que dejar de fumar es uno de los mejores regalos que puedes hacerte. La acupuntura, la hipnosis o la psicoterapia pueden ayudarte y hacerte el camino más fácil.

El otro tóxico muy potente que hemos mencionado es el alcohol, un elemento más sensible y difícil de tratar, ya que tiene una consideración social que dificulta que le prestemos la atención que requiere. No hay celebración que no incluya alcohol y está peor visto quien decide no beber en una fiesta que quien bebe en exceso. Incluso hay médicos que aún recomiendan la copita de vino al día, cuando los estudios han desmentido categóricamente que exista un consumo mínimo diario de alcohol que resulte beneficioso. El alcohol es perjudicial para el funcionamiento del hígado, aumenta la oxidación, dificulta la absorción de nutrientes y provoca directamente hiperpermeabilidad intestinal por la inhibición que hace de la formación de mucina. La resaca no es más que una manifestación exacerbada de lo que hace el alcohol cuando lo tomamos en grandes dosis, pero lo mismo ocurre a pequeña escala con las pequeñas cantidades. Llegadas a este punto, te invito a hacerte dos preguntas. En primer lugar: ¿siempre que tomas alcohol lo haces porque te apetece o porque toca? Y, en segundo lugar: ¿sin alcohol puedes divertirte? Muchas veces el simple hecho de cuestionarnos el uso (y abuso) que hacemos de esta sustancia ya nos hace replantear el cómo y el motivo por el que la consumimos, lo que ayuda a empoderarnos y a preguntarnos quién elige nuestros hábitos.

El hecho de que necesitemos alcohol cada día al salir de trabajar para relajarnos no es saludable desde un punto de vista físico, pero tampoco lo es a nivel emocional, ya que nos hace depender de una sustancia externa para poder desconectar. El hecho de que necesitemos inhalar una toxina como el tabaco, que huele mal y nos envejece, cuando estamos nerviosas, nos indica que podríamos querernos mucho más a nosotras mismas y a nuestra salud. ¿Qué ser vivo de la naturaleza consumiría conscientemente sustancias que le intoxiquen para divertirse un rato? Si conectamos con la magia que tiene un cuerpo funcionando a la perfección y todos los frutos que nos aporta, quizá nos encariñemos con la idea de vivir sin tóxicos innecesarios. ¿Qué acto más grande de amor hacia ti misma existe que el de nutrirte y proporcionarte lo que te da salud? Durante la menopausia, es más importante que nunca que nos centremos en cuidarnos y en aquello que nos aporta salud, más que en aquello que nos la quita por dos instantes de placer. Cultivar el amor propio y el autocuidado es en este momento esencial.

2.2.2. Depuración real

Si hemos seguido los pasos anteriores, ahora ya tendríamos la casa ordenada y unos buenos hábitos para mantenerla aseada. Ahora sí que es un buen momento para empezar a hacer limpieza a fondo, y contamos con un muy buen equipo en nuestro organismo para hacerlo. En primer lugar, los pulmones, que se encargan de la limpieza del aire de nuestro hogar y eliminan una de las toxinas principales para nuestro cuerpo, el CO_2. Por su parte, el intestino expulsa con los excrementos los residuos liposolubles que no se pueden eliminar por el riñón, además de ser el vehículo de salida de bacterias muertas y sus residuos. Por otra parte, están los riñones, dos pequeños órganos básicos en la parte final de la cadena de la eliminación de toxinas, que además se encargan de reunir todas aquellas sustancias que podemos reaprovechar. Y, finalmente, la piel, que a través del sudor podrá eliminar gran cantidad de toxicidad. A mejor rendimiento de todos estos órganos eliminadores, menos trabajo para la piel y menos posibilidades de que las toxinas «ensucien» de más nuestra piel, favoreciendo así la aparición de manchas, granitos o el envejecimiento prematuro.

2.2.3. Un hígado sano es una piel sana y bonita

El artista principal de la limpieza del cuerpo es el hígado, y no porque sea el que más cantidad de toxinas elimina, sino porque se encarga de las funciones más delicadas y precisas de expulsión, de modo que es la pieza clave en el proceso de limpieza del organismo. Además, no podemos olvidar que el hígado realiza unas ochenta funciones diferentes y que la eliminación de residuos es sólo una de ellas, por lo que, si está plenamente ocupado en depurar, realizará de forma más superficial otras funciones como la de fabricar bilis, sinterizar proteínas sanguíneas, ser depósito de glucosa, producir factores inmunitarios o regular la coagulación.

Como hemos visto antes, contamos con un gran sistema de cloacas en nuestro cuerpo —el sistema de la vena porta—, que va del intestino al hígado, y que es donde llegan todas las toxinas del intestino para ser filtradas antes de que la sangre vuelva hacia el corazón. El hígado recibe esta sangre y somete las toxinas a un primer procesado general. Se trata de un procedimiento que se denomina fase I hepática y que está protagonizado por el sistema enzimático citocromo P450. En él, las toxinas, sin distinguir tipos, se oxidan y se reducen para hacerlas más aptas por el siguiente paso.

Este proceso genera muchas especies reactivas de oxígeno, que implica a un gran número de radicales libres y causa estrés oxidativo. Por este motivo, hay que tener en cuenta que un proceso de depuración a gran escala también puede implicar estrés extra para el organismo, ya que provoca un proceso de oxidación masivo, que a un organismo que ya tiene un mal equilibrio entre oxidación y antioxidación puede causarle problemas. Pero, si apostamos por una depuración paulatina y diaria, facilitaremos este equilibrio. Y si además ayudamos con una buena ingesta de antioxidantes (fruta y verdura fresca de colores vivos) y favorecemos el buen funcionamiento de nuestros sistemas antioxidantes propios tomando nutrientes cofactores como el selenio (nueces de Brasil), el zinc (semillas de calabaza), el manganeso (legumbres, cereales integrales) y el hierro, nuestro hígado tendrá su función garantizada.

Nuestras toxinas continúan su eliminación en el hígado en la fase hepática II, o de conjugación. Aquí el hígado realiza una criba donde cada toxina seguirá por un camino específico según sus características. Cada tipo de toxina se combinará con sustancias diferentes que harán que ésta sea apta para poderse eliminar por la bilis o el riñón. Por ejemplo, las hormonas del estrés como el cortisol se eliminan por la vía de la metilación, proceso por el cual el hígado elimina sustancias en la fase II como la homocisteína, y se trata de una vía que necesita un buen nivel de vitamina B6, ácido fólico o B12 para que funcione correctamente. Los estrógenos también se eliminan así y pueden reciclarse en caso de tener esta vía bloqueada.

Este tipo de eliminación ejerce un papel particular en la menopausia. Sabemos que el estrés puede afectarnos especialmente en esta etapa. Un exceso de cortisol puede aumentar nuestros sofocos o alterar nuestro estado emocional. Y el reciclaje hormonal puede empeorar nuestro equilibrio hormonal menopáusico. De hecho, a las buenos metiladores se los llama *warriors* (guerreros), debido a su gran respuesta al estrés al eliminar mejor el cortisol. En cambio, los malos metiladores —entre los cuales me incluyo— somos *worriers* (preocupados), reciclamos cortisol y, por eso, tendemos a preocuparnos más. Por este motivo, las vitaminas B6, B9 y B12 tienen que estar presentes en la cantidad adecuada, porque harán que el hígado elimine correctamente las toxinas y que nuestro sistema nervioso y nuestro equilibrio hormonal funcionen correctamente.

Por otra parte, tóxicos como el tabaco irán a parar a la fase de conjugación con el glutatión, ya que se necesita este nutriente para su eliminación. Y parte de las hormonas sexuales irán a parar la glucoronización, donde necesitamos compuestos con azufre como la cebolla y el ajo. Los indoles de las coles también activan las vías implicadas en la eliminación hormonal, y es por eso que siempre recomiendo a mis pacientes menopáusicas que pongan el brócoli, la col lombarda o la coliflor en su vida.

La medicina china ya nos advertía que un hígado que no funciona bien nos hace estar de mal humor y nos provoca cansancio. Y es que, si no funciona bien, además de toxinas que regresan al torrente sanguíneo, tendremos también neurotransmisores y hormonas que no se degradan y que, por lo tanto, vuelven a hacer su función, pero «recicladas», así que su disfunción va mucho más allá que la autointoxicación. Necesitamos que nuestro hígado funcione correctamente para poder disfrutar de una piel bonita y de un buen equilibrio hormonal y, así, vivir con felicidad, tranquilidad, concentración, sin sufrir migrañas ni dolor excesivo. Este órgano merece toda nuestra dedicación y actualmente está muy estresado por la vida tóxica que llevamos. Un hígado sano necesita que «antes de limpiar, no ensuciemos» y lo mantengamos lo más libre posible de toxinas.

Además de no ensuciarlo, contamos con un buen arsenal natural de plantas medicinales para ayudarlo. De hecho, cuando repasamos vademécums antiguos como el de Luis von Quer o Maria Treben, éstos dedican gran parte de sus escritos al hígado. La mayoría de las plantas hepáticas son amargas y éste es uno de los gustos que más olvidado está en nuestra alimentación actual, así que, si te animas a introducir las plantas beneficiosas para el hígado, te tendrás que amigar con él.

Dentro del arsenal botánico para el hígado tenemos:

- Plantas coleréticas y colagogas. Su función es estimular la formación de bilis por parte del hígado y ayudar a su eliminación por parte de la vesícula biliar. La bilis es clave para la digestión de las grasas, pero también es un vehículo importante de expulsión de toxinas liposolubles. Las principales plantas de este tipo son la alcachofera y el boldo. La alcachofera se puede tomar en infusión y en extracto o podemos aprovechar su caldo cuando la hervimos. El boldo es ideal en infusión o en extracto. A mí me encanta cuidar mi hígado con una infusión de boldo después de cenar, al que además le puedo añadir melisa para favorecer el descanso (y hacerla más rica de sabor). Imagínate si me gusta esta planta que incluso mi perrito se llama Boldito.
- Plantas antiinflamatorias. La función del hígado se ve comprometida si éste está inflamado. Sea porque nuestro organismo está inflamado en general o porque el órgano en sí tiene inflamación por la gran cantidad de toxinas que está eliminando, un hígado inflamado no juega a favor de la eliminación de toxinas. Mi planta preferida para ayudar a la inflamación es la cúrcuma, una especia de India con un principio activo, la curcumina, que actúa como antiinflamatorio y protector del hígado. La planta tiene un inconveniente y es que tomada como especia tiene una absorción muy limitada. Para sus efectos terapéuticos necesitamos tomarla como suplemento de calidad o bien mezclándola con pimienta negra y grasa. A mí me gusta mezclar aceite de coco, pimienta y cúrcuma y hacer mi pasta antiinflamatoria que sirve para aliñar todo tipo de platos.
- Plantas depurativas. Son las que directamente ayudan al hígado en su función principal eliminadora. La más

clásica y conocida es el cardo mariano, que es como un «todo en uno» que depura, regenera y es también colerética y colagoga. Si te animas con su gusto amargo, pruébalo en infusión y, si no, siempre nos quedará el extracto. También nos ayuda a depurar el diente de león, que además es diurético y ayuda al riñón en la eliminación de líquidos.

La naturaleza nos pone a nuestro alcance no sólo el alimento sino también la medicina. Pero como toda medicina es importante tomarla con precaución y pedir consejo profesional si sufrimos patologías, tomamos medicación o simplemente queremos hacer un buen uso de los remedios naturales. Y unas fantásticas curas naturales sin unos buenos hábitos nos servirán de muy poco; así que, recuerda: antes de limpiar, mejor no ensuciar.

2.2.4. ¿Te acuerdas de la autofagia?

Si te acuerdas del capítulo anterior, donde detallamos ampliamente el proceso de autofagia celular, vimos cómo su función principal tenía que ver con la limpieza celular. Así que si estamos hablando de una desintoxicación real no nos podemos olvidar de la más profunda que existe, la celular.

Si queremos potenciar todos los hábitos de no ensuciar y de limpiar, tenemos que dejar tiempo al organismo para que pueda realizar estas funciones. Si le permitimos descansar de sus otras funciones como digerir, podrá dedicarse a realizar acciones reparativas y eliminadoras, especialmente en la célula.

Cuando se activa el sistema metabólico AMPK es cuando la autofagia tiene lugar y cuando este sistema elimina residuos y recicla aquellos que aún pueden ser de interés.

Para activarlo, recuerda que sólo necesitamos descansar digestivamente, dejar que los niveles de nutrientes e insulina desciendan lo suficiente para que el cuerpo entienda que puede dedicarse a la autofagia. El ayuno de entre catorce y dieciséis horas —el intermitente— nos da un buen margen para ello.

Además, no olvidemos que cuando hablamos de autofagia no sólo nos referimos a desintoxicación, sino también a reciclaje y reparación. Para tener una piel bonita y sana, necesitamos evitar un exceso de toxinas, pero también que este tejido tenga una eliminación de células antiguas y una renovación celular; estos aspectos son la clave para una piel joven. La autofagia también activa dichos procesos, así que no podemos tener un aliado mejor si queremos cuidar nuestra piel.

2.2.5. La desintoxicación por parte de la microbiota

Si hablamos de «detox» no podemos olvidar el papel en este proceso de nuestra microbiota. Las bacterias pueden inactivar directamente toxinas y microorganismos productores de tóxicos. Pueden estimular la formación de IgA (inmunoglobulinas A) específicas que serán transportadas a través del epitelio y que podrán posteriormente controlar los microorganismos patógenos, neutralizar toxinas y favorecer su eliminación.

Además, su función trófica —es decir, que entrenan a las células de la mucosa intestinal para que éstas se mantengan fuertes, unidas y permitan el sellado de la mucosa— evita el paso de las toxinas formadas en el intestino hacia el torrente sanguíneo.

Una microbiota intestinal saludable actúa como órgano desintoxicador. Como iremos viendo a lo largo de este libro, nuestras bacterias intestinales pueden ser la clave de nuestra salud (o de nuestra enfermedad).

2.2.6. Resumen de hábitos para mantener la toxemia a raya

A continuación, te enumero algunos de los más importantes:

- Cuida la suciedad que generas tú misma. Trabaja para ir al baño regularmente y evitar el estreñimiento. Emprende hábitos para tener una microbiota que se encargue de desintoxicar por ti.
- Adopta una vida *low-tox* (baja en toxicidad). Evita cosméticos convencionales y productos de limpieza con sustancias tóxicas y ve poco a poco adquiriendo artículos que compongan un menaje del hogar ecológico. Trata de evitar las fuentes principales de metales pesados y microplásticos. Busca la forma de dejar hábitos como el tabaco y el alcohol.
- Mima al órgano maestro de la depuración: el hígado. Aparte de evitar que esté excesivamente intoxicado, ayúdalo con plantas medicinales y los cofactores de las fases del hígado. No olvides los antioxidantes para equilibrar su producción durante la depuración hepática.
- Acompaña a los demás órganos drenadores a eliminar correctamente. Realiza ejercicios de respiración y visita la naturaleza habitualmente para favorecer la desintoxicación del pulmón, bebe agua y toma infusiones drenantes como el diente de león para el riñón.
- Autofagia. No olvides que todas contamos con un superequipo de limpieza en el interior de nuestras célu-

las. Si adoptamos hábitos regulares que favorezcan la autofagia, disfrutaremos de un entorno mucho menos intoxicado y regresaremos a nuestro funcionamiento metabólico más natural. El ayuno intermitente, el frío y el HIIT son estrategias que lo activan.

2.3. Nutrientes para la piel

Después de evitar ensuciarnos y limpiar nuestro cuerpo, llega el momento de nutrir la piel. Este órgano es una gran fuente de manifestación de todo aquello que pasa a nivel orgánico y que se expresa a través del mismo. Por ejemplo, la falta de hidratación y de grasas saludables puede traducirse en sequedad; una dieta pobre en alimentos frescos y, por lo tanto en antioxidantes, puede verse reflejada en la aparición de manchitas; la falta de proteínas puede dificultar la formación de tejido y facilitar la flacidez, y una alimentación rica en azúcares puede desembocar en la aparición de granos.

Como hemos comentado, en la menopausia las particularidades hormonales favorecen tanto la deshidratación de la piel como la pérdida de colágeno y elastina. La alimentación es la herramienta clave para que tengamos los nutrientes adecuados que suplan los aspectos que han cambiado por el descenso hormonal. Una piel saludable es síntoma de una buena alimentación, así que, ¿por qué no aprovechar la excusa para cuidar nuestra nutrición?

2.3.1. Que no falten las grasas buenas

En el capítulo anterior ya vimos la importancia de las grasas en la alimentación durante menopausia. Las temidas grasas son más que importantes para un buen equilibrio en esta etapa y resultan indispensables para la buena nutrición de la piel. Eso sí, necesitamos elegir bien el tipo, ya que las trans (fritos, bollería, margarina, etc.) pueden ser totalmente contraproducentes, oxidando y envejeciendo la piel.

Los alimentos ricos en PUFA (ácidos grasos poliinsaturados) tienen funciones antiinflamatorias generales y también cutáneas, además de regular la acción del sistema inmunitario a través de la producción de prostaglandinas. Este aspecto es muy útil para evitar patologías cutáneas inflamatorias como la rosácea o la dermatitis. Además, mantienen la plasticidad y una buena función de las membranas corporales, entre ellas la piel, lo que permite que este tejido se mantenga hidratado y elástico. Tanto el omega 3 como el omega 6 son importantes para nuestra piel. En este sentido, necesitamos consumir frutos secos (que no sean fritos), aceites de calidad, aguacate, aceitunas y pescado azul. Si aún tienes miedo a engordar por comer grasas, te recomiendo repasar el capítulo sobre el metabolismo para aprender a amarlas.

Dentro de los ácidos grasos, encontramos uno especialmente importante para la hidratación de la piel, el omega 7 —o ácido palmitoleico—, que no debemos confundir con el aceite de palma. El aceite de espino amarillo es el alimento más rico en este compuesto y se ha venido utilizando desde tiempos ancestrales en la medicina china y ayurvédica. Este compuesto juega un papel protagonista en la formación de nuevas células en mucosas y también en la creación de colágeno. El omega 7 ayuda a que la piel esté más hidratada, más tersa y con buen aspecto. Si le sumamos que el aceite de espino amarillo además tiene alto contenido en antioxidantes, vitaminas C y A, tenemos una combinación perfecta para nuestra piel. En afecciones como eccemas o dermatitis, el omega 7 ayuda a reparar más fácilmente la zona y a acelerar el proceso curativo. No sólo favorece el buen estado de la piel del rostro y del cuerpo, sino que es un gran suplemento natural para la sequedad del ojo y de la vagina, como veremos en el capítulo sobre la salud íntima. Este aceite es de difícil consumo a través de los alimentos, por lo que su toma se realiza con suplementos de calidad de forma cíclica a lo largo del año.

2.3.2. *Antioxidantes y sus ayudantes*

La piel es nuestro órgano más externo, por lo cual está más expuesto a la oxidación. La contaminación, el propio oxígeno del ambiente o los rayos solares afectan a los tejidos de la piel directamente y, por ello, está especialmente expuesta a la acción de los radicales libres. Estas moléculas son unas de las principales causas del envejecimiento prematuro de la piel. Para explicarlo de una forma sencilla, se trata de moléculas que han perdido un electrón en su última órbita, lo que las convierte en inestables y hace que necesiten «robar» electrones de otras moléculas para estabilizarse, lo que genera una cadena oxidativa dañando tejidos y órganos. Pero tenemos unas supermoléculas, los antioxidantes, con electrones de sobra que se encargan de ir «regalando» electrones a estas moléculas y, por lo tanto, de estabilizarlas. Estas supermoléculas las encontrarás en alimentos crudos vegetales de colores vivos, como las frambuesas, los arándanos, el pimiento rojo, las naranjas —y los cítricos en general—, las uvas, las zanahorias y las coles. Es importante que podamos ingerir este tipo de alimentos en crudo, porque las altas temperaturas inactivan los antioxidantes.

Pero en la increíble perfección de nuestro organismo también tenemos sistemas antioxidantes propios, que se encargan de detectar un exceso de radicales libres y contrarrestarlos. Tienen nombres como superóxido dismutasa (SOD), glutatión, peroxidasa o catalasa.

2.4. ¿Y el colágeno?

El colágeno es una proteína que generamos de forma natural en nuestro organismo y que está presente en muchos tejidos como las articulaciones, los huesos, los vasos sanguíneos y, por supuesto, la dermis o la piel. Para visualizar el colágeno, tienes que imaginarte una malla que tiene como funciones dar flexibilidad a la par que resistencia a los tejidos en los que se encuentra presente y permitir «atrapar» hidratación en estas zonas. Por ello, cuando su formación desciende, podemos sentir cómo tenemos la piel menos tersa, menos flexible y menos hidratada.

El colágeno es una proteína que sintetiza nuestro propio organismo. Las proteínas son como collares de perlas donde cada «perla» es un aminoácido, y el orden en que se encuentra cada «perla» es la que le da las características a la proteína. Cuando las ingerimos, nuestras enzimas se encargan de romper el collar y absorber las «perlas» o aminoácidos. Después, recombinará los diferentes aminoácidos según las necesidades del momento para formar las proteínas que nuestro cuerpo requiera. ¿Qué significa esto? Que no hay evidencia de que, por consumir colágeno, el cuerpo vaya a generar más colágeno. Si, además juntamos este hecho con que el colágeno es más bien una proteína de mala calidad, poco digerible y que no es completa ya que le faltan varios de los aminoácidos esenciales, mi opinión es que la suplementación de colágeno no tiene suficiente sustento científico.

Entonces, os preguntaréis, ¿cómo podemos aumentar la cantidad de colágeno si no lo tomamos? No os preocupéis porque hay otras formas de aumentar su contenido en nuestro organismo.

Lo primero que necesitamos es llevar una dieta con un contenido correcto de proteínas para nuestro peso, nuestra edad y nuestra condición física. Aprenderemos esto en el Capítulo 8 sobre alimentación, pero, a nivel general, en cada comida principal debemos añadir una porción de alimentos proteicos como legumbres, frutos secos, tofu, tempeh o proteínas de origen animal. De esta manera, obtendremos los aminoácidos que luego nuestro propio cuerpo utilizará para formar el colágeno.

Un aminoácido especialmente importante en la formación de colágeno es la lisina, que podemos encontrar en alimentos proteicos como las legumbres y las proteínas animales.

Otro nutriente indispensable para la formación de colágeno es la vitamina C. De hecho, su enfermedad carencial, el escorbuto, está provocada por el déficit de formación de colágeno. La vitamina C cataliza la formación de procolágeno en colágeno y también está presente en otras reacciones químicas de su creación, por lo que es importante aumentar su consumo a través de cítricos, coles, pimiento rojo o también a través de un buen suplemento de vitamina C.

Otro hábito que también funciona, y muy bien, para ayudar a la formación de colágeno en el rostro son los automasajes faciales. Si somos constantes con la realización de este tipo de masajes, ejercemos microrroturas en las fibras colágenas de la piel y ayudamos a formar nuevas. ¡Así que ya sabes! A masajearte la piel cada noche antes de ir a descansar, con tus propias manos o con herramientas como el rodillo facial o la *gua sha*.

3

Huesos fuertes en la menopausia

Nuestros huesos mantienen una relación estrecha con nuestras hormonas. En estos tejidos tenemos receptores hormonales que modulan su crecimiento y su regeneración. Por este motivo, cuando nos adentramos en la menopausia, podemos sufrir una de las enfermedades más comunes en los adultos mayores y especialmente en las mujeres: la osteoporosis. Esta patología sucede de forma silente sin dar sintomatología hasta que aparecen fracturas o nos sometemos a una prueba diagnóstica. Por ello, es importante cuidar nuestros huesos especialmente en la menopausia.

No siempre es un peligro silente, ya que muchas mujeres dicen notar en esta etapa de su vida dolor o entumecimiento a nivel articular y muscular. Levantarse por la mañana más rígida o con molestias en las manos y demás articulaciones es algo que muchas mujeres sufren en la menopausia y tiene relación con los cambios a nivel óseo que suceden debido al descenso hormonal.

Pero la bajada estrogénica no sólo afecta a nuestros huesos, sino que la creación y el mantenimiento de la masa muscular también se resiente y se ve dificultada. Unos huesos y músculos en plena forma son indispensables para gozar de salud y bienestar a cualquier edad. En este capítulo conoceremos qué cambios tienen lugar en nuestro aparato locomotor para poder prevenir sus patologías derivadas y poder movernos sin dolor.

3.1. Tus huesos están en constante remodelación

Cuando pensamos en nuestros huesos solemos imaginarlos como una estructura estable y duradera que va desgastándose a lo largo del tiempo. Nada más lejos de la realidad: el tejido óseo se encuentra durante toda nuestra vida en constante remodelación. En el interior del hueso tenemos siempre células encargadas de colocar tejido nuevo, los osteoblastos, y otras células cuya misión es retirar el hueso viejo, los osteoclastos. De hecho, se calcula que más del 10 por ciento de nuestra masa ósea se renueva completamente cada año. Es la manera que tiene nuestro organismo de mantener unos huesos funcionales y fuertes y poder mantener los niveles de calcio en nuestra sangre estables, ya que el hueso también ejerce de gran reservorio de este mineral. Cuando el equilibrio entre estos dos procesos funciona perfectamente, el resultado son unos huesos sanos y fuertes, pero diferentes circunstancias pueden hacer que osteoblastos y osteoclastos no trabajen a la una y debiliten nuestro esqueleto.

El estrógeno afecta al hueso a través de diferentes mecanismos:

- Disminuyendo su sensibilidad a la PTH (hormona paratiroidea), la que estimula los osteoclastos.
- Aumentando la producción de calcitonina, hormona que estimula los osteoblastos.
- Acelerando la absorción de calcio en el intestino.

- Reduciendo la excreción de calcio por parte del riñón y, por lo tanto, evitando su eliminación.
- Con efectos directos sobre el hueso, estimulando sus receptores hormonales.

Por ello, cuando en la premenopausia y la menopausia se da el descenso hormonal, la actividad de los osteoblastos se ve disminuida y podemos encontrarnos con una actividad mayor de osteoclastos que de osteoblastos; es decir, que se elimina más rápido el hueso viejo que se añade hueso nuevo. Lo que ocurre entonces es un adelgazamiento de este tejido y una mayor porosidad, y como consecuencia se crea un esqueleto más frágil y expuesto a fracturas. Es la llamada osteoporosis que, en su fase anterior, recibe el nombre de osteopenia.

En ambos casos se trata de enfermedades silenciosas, que muchas veces sólo se descubren porque la persona se cae y sufre una fractura o, mejor dicho, se cae por una fractura debida a la debilidad ósea. También se pueden detectar con estudios rutinarios como una densitometría ósea, donde se realiza una prueba de imagen en la zona lumbar, la cadera o la muñeca para determinar la densidad.

La osteoporosis es la enfermedad más recurrente del sistema esquelético y, según el Informe de la Fundación Internacional de la Osteoporosis de 2022, en España afecta a alrededor de dos millones de mujeres, es decir, que la prevalencia en la población posmenopáusica es del 22,6 por ciento (una de cada cuatro). No es para menos que la osteoporosis se conoce como la «epidemia silenciosa» del siglo XXI.

Pero, cuidado, porque los estrógenos no son los únicos estímulos que reciben nuestros huesos para seguir manteniéndose fuertes. De hecho, si nos preocupa nuestra salud ósea en la menopausia, tenemos que pensar en llegar a esta etapa de la vida con una buena cantidad de hueso que permita que su descenso natural parta de una cantidad importante de este tejido. El pico de masa ósea, el momento en que el esqueleto es más fuerte y denso, se establece sobre los veinte años y es a partir de este momento cuando va descendiendo poco a poco. El hecho de que haya personas con mayor densidad ósea se debe a causas genéticas y también a razones ambientales. Sabemos que aspectos como la práctica de actividad física regular, la alimentación, los niveles de vitamina D3 o el consumo de tabaco y/o alcohol afectan directamente a nuestra calidad ósea. Por ello, es tan importante que durante nuestra infancia y nuestra vida adulta cultivemos unos huesos bien fuertes y que puedan sostener su desgaste progresivo llegada la menopausia.

A continuación, aprenderemos cómo estimular nuestros osteoblastos para que sigan trabajando a pesar del descenso hormonal con nuestros hábitos y nuestro estilo de vida, previniendo la osteoporosis y la osteopenia.

3.2. A más edad, más actividad

Un gran estímulo para que los huesos se mantengan fuertes es el ejercicio físico. La mejor forma de contrarrestar el descenso de estimulación estrogénica de los osteoblastos es activarlos mediante todos los impulsos que genera la actividad física en nuestros huesos y músculos.

Nuestro cuerpo es sabio y, si repetidamente le pedimos que corra, salte o levante peso, se va a preparar a conciencia para ello y va a crear una musculatura que nos lo permita y un esqueleto que esté listo para sostenerla. Las diferentes tracciones que ejercen nuestros músculos sobre el hueso al moverse o levantar peso, así como los impactos que generamos cuando corremos o saltamos, le dan la señal al osteoblasto para que construya tejido a pesar del bajo nivel de estrógenos.

El error en que se incurre en la prescripción y las recomendaciones en la menopausia es que para mantener la salud del sistema óseo basta con tan sólo caminar o ir a la pisci-
na, pero la realidad es que este tipo de actividades suaves son
las ideales para unos huesos frágiles y de edad más avanzada.

La ciencia ha comprobado que el ejercicio que más afecta a nuestra densidad ósea y previene las fracturas no es el
ejercicio suave ni el que no implica impacto. Estudios e investigaciones científicas concluyen que lo ideal para la prevención de la osteoporosis y la osteopenia en la mujer posmenopáusica —y en general— es:

- el ejercicio de fuerza y el ejercicio con impacto,
- de intensidad media-alta,
- con una frecuencia de entre tres y cuatro días por semana y
- practicado con regularidad, ya que las adaptaciones se
  observan en períodos superiores a los seis meses.

Ejercicios como levantar pesas, salir a correr, saltar a la
cuerda, hacer sentadillas, planchas o *lunges* son ideales para
la menopausia, aunque seguro habrás pensado que no son
adecuados para esta etapa. Todas estas actividades aumentan el tamaño de nuestros músculos y, por lo tanto, las tracciones que ejercen sobre nuestro hueso son mayores, motivo
por el cual el estímulo que aplican y la adaptación es mayor.
El impacto que producimos al saltar o correr crea una per-
cusión en el tejido óseo que también tiene una acción estimulante en la formación de tejido nuevo.

De hecho, estudios como el de Murtezani *et al.* han comprobado que con la actividad física aeróbica y ligera no se
dan cambios notables en los huesos y, cuando se compara la
mejora de la densidad ósea que producen actividades acuá-
ticas como puede ser la natación o el aquagym frente a acti-

vidades terrestres, se observa que estas últimas tienen un efecto mucho más contundente.

Y no sólo debemos fijarnos en la actividad física planificada, es decir, ir al gimnasio, correr o entrenar, sino también en la actividad física no planificada, todo lo que hacemos de ejercicio fuera del entreno, como subir escaleras, caminar o movernos en general. En la menopausia evita estar más de dos horas sin levantarte, elige las escaleras siempre que puedas, muévete a pie o en bicicleta y pon en tu ocio actividades que sean de acción.

Al contrario de lo que solemos pensar, a más edad, necesitamos más actividad, siempre adaptada a nuestras patologías y particularidades, pero unos huesos fuertes requieren de actividad física intensa centrada en la fuerza y el impacto. Las mujeres hemos rehuido durante mucho tiempo de este tipo de ejercicios por considerarlos más «masculinos», por pensar que con ello obtendríamos un cuerpo más varonil y musculado, y nos hemos centrado en actividades más ligeras y de tipo cardiovascular. Es otro patrón más impuesto por la sociedad que debemos romper para poder gozar de una buena salud ósea y general.

Lo más recomendable es que puedas acudir a algún profesional de confianza que pueda orientarte hacia el ejercicio físico que sea más seguro y adaptado a tus necesidades, y para que puedas tener una progresión tanto de cantidad de tiempo como de intensidad hasta que llegues a un nivel de entrenamiento que tus huesos y músculos te lo agradezcan profundamente.

No nos tiene que dar miedo levantar peso, salir a correr o practicar ejercicio físico de forma intensa y con regularidad estando en la menopausia. Y la invitación de esta etapa se encuentra en movernos, cuanto más, mejor, y convertir la menopausia en la etapa más activa que podamos tener. Para mí, el entrenamiento de fuerza y el *trail running* son dos de los pilares de mi salud en una menopausia tan precoz, y me encantaría que mi entusiasmo y toda esta información puedan contagiarte las ganas de ponerte las pilas con el ejercicio físico.

3.3. Nutrientes para los huesos

El ejercicio físico proporcionará el estímulo necesario para que los huesos se mantengan fuertes y se regeneren, pero necesitarán tener los nutrientes necesarios que le permitan construir su estructura. La alimentación también es esencial para que, cuando los osteoblastos se pongan a trabajar, tengan los ingredientes necesarios para hacerlo. Hay diferentes nutrientes que son indispensables para la salud del aparato locomotor y, entre éstos, el que considero más importante no es el que todas pensamos en primer lugar cuando se trata de los huesos. En mi ranking de nutrientes para los huesos encontramos primero a la vitamina D, antes que el mineral en el que seguro estabas pensando, el calcio.

3.3.1. Vitamina D

La vitamina D está más de moda que nunca y no es para menos. La conocida coloquialmente como la vitamina del sol ha reafirmado su papel fundamental en la salud inmunitaria, en la función antiinflamatoria, en la regeneración ósea y en relación con la salud mental. ¡Casi nada! Tiene tantas funciones en nuestro organismo que ya se está considerando hormona en lugar de vitamina.

FUNCIONES DE LA VITAMINA D MÁS ALLÁ DEL APARATO LOCOMOTOR

- En relación con el sistema inmunitario. Gran cantidad de células del sistema inmune tienen receptores de vitamina D, lo que nos indica su importancia a nivel de las defensas. Tiene relación con el crecimiento y con la diferenciación celular de macrófagos, células dendríticas y linfocitos T y B. Por el mismo motivo, actúa como molécula antiinflamatoria y antioxidante.
- A nivel cerebral. La vitamina D se ha estudiado como nutriente clave a nivel neuronal. Se ha constatado su déficit en enfermedades como la depresión o las de tipo neurodegenerativo.
- Prevención de la enfermedad cardiovascular. En el tejido cardíaco, se encuentran presentes receptores de la vitamina D, por lo que sus bajos niveles pueden tener un impacto directo en las enfermedades cardiovasculares. También se ha observado la relación entre bajos niveles de esta vitamina y mayores niveles de presión sanguínea y calcificación de la arteria coronaria.
- Existe evidencia incipiente de sus beneficios en patologías como el cáncer, la diabetes mellitus e incluso la obesidad.

En relación con lo que nos compete en este capítulo, la salud osteoarticular, la vitamina D es esencial en la absorción del calcio y en su fijación en los huesos, además de regular el proceso de remodelación ósea. Cuando tenemos niveles bajos de esta vitamina, se estimula la hormona paratiroides, que a su vez activa la acción de los osteoclastos, que acelerarán el proceso de «eliminar hueso». Además, la vitamina D no sólo es indispensable para nuestros huesos sino para la buena contracción y formación muscular. Ya hemos visto cómo unos músculos fuertes estimulan el hueso para mantenerse fuerte, además de evitar caídas que pueden favorecer fracturas con unos huesos debilitados.

Esta vitamina tan importante también es especial en lo referente a su formación. Así como los niveles de la mayoría de las vitaminas dependen de su ingesta a través de alimentos, la vitamina D depende principalmente de su formación en nuestra piel tras la sobreexposición solar. Cuando los rayos ultravioletas del sol contactan con nuestra piel, transforman un precursor del colesterol, el 7-dehidrocolesterol, que tenemos alojado en esta zona en previtamina D3. Después, sufre dos transformaciones más, una en el hígado y otra en el riñón, hasta obtener la versión activa de la vitamina D, el calcitriol. Es así como obtenemos del 80 al 90 por ciento de los niveles de esta vitamina.

Su adquisición a través de los alimentos es mucho menor que la obtenida por la irradiación solar, entre un 10 y 20 por ciento. Los alimentos más ricos en este nutriente son los pescados grasos y, a nivel vegetal, las setas que han sido expuestas a los rayos ultravioleta.

El hecho de que la vitamina D dependa principalmente de la exposición solar nos hace tomar consciencia de la importancia de incluir en nuestras rutinas de salud esta práctica. Dependiendo de nuestro color de piel y de la zona del mundo en la que vivamos, varía la cantidad de exposición diaria requerida. Por ejemplo, en España necesitamos diez minutos en verano y veinte minutos en otoño y primavera si tenemos la piel clara. En invierno, la inclinación de los rayos solares dificulta mucho la conversión de vitamina D, por lo que usaremos principalmente las reservas creadas en las otras estaciones del año.

Algo importante que se debe subrayar es que los protectores solares bloquean su conversión. Un protector solar de tan sólo factor 15 puede bloquear hasta el 90 por ciento de su formación en la piel, por lo que es muy importante que los primeros minutos de exposición solar sean sin protector solar o en horas bajas sin protector para evitar el riesgo de cáncer de piel. Lo mejor es planear actividades al aire libre como caminar, leer o comer y practicar ejercicio ¡que nos permitan obtener una buena dosis de sol sin darnos cuenta! Lo que también es una realidad es que muchas personas se encuentran con niveles deficientes de vitamina D en países como España, donde tenemos grandes períodos del año para exponernos al sol. Resulta sorprendente cómo muchas analíticas —diría que la mayoría— que reviso muestran valores insuficientes, aunque sean de muestras de verano u otoño. La causa de este hecho no está clara, pero podemos imaginar que la vida moderna nos lleva a estar mucho más en el interior que nuestros antepasados, trabajando en oficinas o practicando las actividades de ocio en espacios interiores durante las horas buenas para la formación de vitamina D. Además, en verano, cuando vamos a la playa y podemos crear unos buenos depósitos de esta vitamina, nos ponemos crema solar en todo momento y la bloqueamos.

También encontramos casos en los que, a pesar de llevar una pauta de suplementación o tener el hábito de tomar el sol, aparecen dificultades para llegar a niveles adecuados de esta vitamina. En estos casos, conviene revisar si la conversión es correcta o si hay un consumo excesivo de ella (por ejemplo, en patologías inflamatorias), además de considerar el nivel del magnesio, ya que es un cofactor fundamental para el metabolismo de la vitamina D.

Consejos para tener buenos niveles de vitamina D:

- Tomar el sol de forma regular. En primavera y otoño unos veinte o treinta minutos al día y con la mayor cantidad de superficie corporal expuesta. En verano, bastarán diez minutos en horas bajas de sol.

- Medición de vitamina D3 pasado el verano para saber cómo están nuestros depósitos para afrontar el invierno y saber si es necesaria la suplementación.
- Los valores recomendados son a partir de 30 ng/ml, pero mi recomendación en general, y especialmente en la menopausia, es que se sitúen alrededor de 50 ng/ml.

En caso de optar por la suplementación, ten en cuenta que se trata de una vitamina liposoluble, por lo que se puede acumular y resultar tóxica. Por ello, es mejor pedir consejo profesional u optar por dosis relativamente pequeñas y diarias (1.000-2.000 UI).

3.3.2. Vitamina K

Otra vitamina directamente relacionada con la salud ósea es la vitamina K. Ésta actúa como coenzima del glutamato carboxilasa, enzima clave en la síntesis de diversas proteínas de la matriz ósea, principalmente la osteocalcina, que es la más abundante y conocida. La osteocalcina se sintetiza a través de los osteoblastos y su función más importante es la fijación del calcio a la matriz ósea, lo que hace que la vitamina K tenga una repercusión directa en la unión del calcio con las proteínas y en el proceso de mineralización. Al favorecer el movimiento del calcio hacia los huesos y no hacia los tejidos, la vitamina K previene las calcificaciones vasculares y de los tejidos blandos.

Por ello, encontraréis muchos suplementos de vitamina D asociados a vitamina K, porque establecen una buena sinergia y estimulan directamente el aumento de la densidad de la masa ósea.

Esta vitamina sí que se encuentra en buenas cantidades en alimentos como los de hoja verde, especialmente en las acelgas, las espinacas y el perejil, así como en el kiwi, el brócoli, los guisantes, los piñones o las avellanas.

3.3.3. Calcio

Y ahora sí que vamos a hablar del nutriente más conocido en relación con la salud osteoarticular, el calcio. Es obvio que éste es el mineral más presente en nuestra estructura ósea y que, si hay déficit, nuestros huesos no pueden remodelarse ni reforzarse. Por este motivo, en la menopausia nos insisten tanto con la ingesta de lácteos, porque sin calcio no se da una buena construcción de hueso.

Pero ¿es cierto que la buena salud ósea sólo recae en el calcio? Y, si fuera así, ¿el calcio sólo se encuentra en los productos lácteos? Déjame desmentirte ambas creencias. Como hemos aprendido, la salud ósea depende de muchos otros factores como son el ejercicio físico, la exposición al sol y otros nutrientes como la vitamina K. Reducirlo al calcio es como mínimo simplista e inespecífico. De hecho, una gran toma de calcio sin buenos niveles de vitamina D y K puede provocar que éste no se absorba o que se deposite en lugares incorrectos como el tejido blando o en nuestros vasos sanguíneos.

Para responder a la segunda pregunta, los lácteos tienen una buena cantidad de calcio, pero también la tienen muchos otros alimentos. Las recomendaciones sobre el consumo de calcio se encuentran sobre unos 1.000 mg al día en un adulto, que podemos aumentar hasta unos 1.200 mg a partir de los cincuenta años.

Si queremos traducir esta cantidad de calcio diaria en alimentos que no sean lácteos podríamos hacerlo con: una ración (160 g) de garbanzos o de legumbres en general (228 g de Ca), 100 g de almendras (254 g de Ca), dos cucharaditas de tahini (200 g de Ca), 150 g de brócoli (200 g de Ca), que equivale a 1.364 g de calcio totales. No es tan complejo, ¿verdad? Si eres omnívora, las anchoas y las sardinas comidas enteras también aportan buenas cantidades de calcio. Un vaso de leche tiene unos 121 g de calcio y un yogur natural unos 142 g, es decir, que si sólo basamos la ingesta de calcio en estos productos, tendremos que tomar unas cuatro raciones al día.

En mi opinión, es una forma de simplificar mucho el consumo de calcio en nuestra dieta, restándole variedad y también importancia a alimentos que, además de calcio, aportan muchos más nutrientes a nuestra alimentación.

No recomiendo los lácteos por las dificultades digestivas que generan en muchas personas y que muchas veces permanecen ocultas dentro de la maraña de síntomas digestivos que padecen. Y no sólo por la digestión de la lactosa, que naturalmente se complica en la edad adulta cuando la mayoría perdemos la capacidad de formar lactasa, la enzima que la digiere. Las proteínas de los lácteos son complejas y con buena capacidad antigénica, lo que activa procesos inmunitarios intestinales y generales en personas que no tengan un aparato digestivo en perfecto estado. Y, además, el factor de crecimiento insulínico de los lácteos, que tiene como función estimular el crecimiento del animal al que va originariamente destinado este alimento, tiene también efectos sobre nuestro organismo: aumenta el nivel de insulina dificultando la salud metabólica y estimula el sistema metabólico mTOR que, en exceso, puede favorecer la proliferación y el crecimiento desmesurado de tejidos y células. Finalmente, pero no por ello menos importante, el impacto de la industria láctea sobre el medioambiente y lo que implica para el bienestar animal me dan argumentos suficientes para no recomendar los productos lácteos ni en la menopausia ni en ninguna etapa de nuestra vida.

3.3.4. Otros nutrientes para los huesos

Otros elementos que se deben tener en cuenta para la salud de nuestros huesos son los siguientes:

- El magnesio, que forma parte de la estructura de hidroxiapatita, los cimientos del hueso donde se asientan los nutrientes y forman su matriz, de modo que es indispensable para unos huesos fuertes. El magnesio es un elemento esencial en la menopausia y aparece en este libro de forma recurrente, por lo que no te puedes olvidar de poner en tu dieta alimentos de hoja verde, frutos secos, aguacate, semillas y cacao.
- Hacer una ingesta adecuada de proteínas también es fundamental para la buena formación ósea. Nuestro esqueleto está hecho de diferentes proteínas que se encuentran en los huesos, los cartílagos y el tejido conectivo. Una baja ingesta de proteínas puede conducir a una incapacidad para generar proteínas propias. Por este motivo, doy tanta importancia a evitar en general dietas muy restrictivas, las típicas dietas de «régimen», como veremos en el capítulo dedicado a la alimentación.
- La vitamina C también es un nutriente que tiene relación con la salud ósea por su papel en la formación de colágeno. Ya hemos visto cómo esta vitamina es un eslabón importante en la cadena de la formación de colágeno y éste es un elemento indispensable para los huesos, los cartílagos y el tejido conectivo, de la misma manera que lo es para la piel.

4

Salud hormonal y sofocos

4.1. Panorama hormonal durante nuestra época fértil

Para entender lo que nos pasa en la menopausia a nivel hormonal, tenemos que conocer primero cómo es nuestro ciclo en la edad fértil y cómo es nuestra ciclicidad antes de la menopausia. Siempre pienso en cuánto nos ayudaría a entendernos mejor si nos enseñaran desde niñas cómo se desarrolla nuestro ciclo hormonal y cómo afecta a nuestra forma de sentir, pensar y actuar. Así que vamos a centrarnos ahora en las hormonas femeninas, lo que nos servirá para entender los cambios que estás sufriendo en la menopausia y que también podrás compartir con las mujeres de tu alrededor en edad fértil para que puedan entenderse mejor.

El primer día del ciclo hormonal se sitúa en el día uno de sangrado menstrual. En el día uno se empiezan a segregar en nuestra hipófisis una hormona llamada FSH (hormona foliculoestimulante) y la LH (hormona luteizante), que estimulan la maduración de los folículos ováricos. Éstos son la unidad básica de la biología reproductiva femenina. En su interior encontramos una célula, el ovocito —que podríamos definir como la versión primigenia del óvulo—. Las mujeres tenemos un número de folículos determinado ya cuando nacemos, que ronda los cuatrocientos mil y que va agotándose en cada ciclo hormonal. Éstos están rodeados de unas células llamadas granulosas, con un papel esencial en la aromatización de los andrógenos, que en palabras llanas significaría la formación de estrógenos, que posteriormente también se encargarán de formar progesterona. Además, dentro de los folículos encontramos las células de la teca, que son las formadoras principales de andrógenos.

La FSH pondrá toda la maquinaria de dentro de los folículos a generar y secretar estrógenos, que a su vez —gracias al proceso de *retrofeedback*— empezarán a disminuir las cantidades de FSH y LH. Es decir, que cuando nuestra hipófisis detecta que se ha llegado a la cantidad necesaria de estrógenos, éstos disminuirán la cantidad de FSH y LH, ya que recibe la señal de que no hace falta seguir estimulando los folículos.

Los estrógenos dominan el panorama hormonal en esta primera fase y modulan diferentes aspectos de nuestro organismo. Por ejemplo, estimulan una mayor formación de colágeno, proporcionándonos una piel más tersa y resplandeciente. Dan una señal de abundancia de energía, y por ello nos sentimos más vitales, y estimulan la formación de neurotransmisores como la serotonina y la dopamina, aportándonos optimismo y relajación y activando nuestras ganas de socializar. Estamos más bellas, alegres y con ganas de salir y relacionarnos, que es el estado idóneo para «ligar» o encontrar compañero para una posible fecundación. Todo ello responde a la fisiología acoplándose perfectamente a nuestro ciclo hormonal y, por este motivo, en esta fase nos volcamos más hacia fuera y es el momento ideal para dar charlas, exposiciones o cualquier cosa que implique relacionarnos.

Estamos llegando a la mitad del ciclo hormonal, sobre el día catorce. En este momento, las gonadotropinas (FSH y

LH) han bajado y también lo han empezado a hacer los estrógenos. En esta situación hormonal, sólo el folículo que haya generado más receptores podrá seguir creciendo y madurando como óvulo. Los otros degenerarán. Éste será nuestro óvulo (u óvulos) «ganador» (o «ganadores») de este ciclo hormonal y que se liberará durante el evento principal de nuestro ciclo, la ovulación, precedida de una subida tanto de FSH como LH. El óvulo «ganador» será liberado al útero y hacia las trompas de Falopio para probar si tiene suerte en ser fertilizado. En este momento es normal que puedas observar que tienes un flujo vaginal parecido a la clara de huevo. Se trata del moco fértil, que tiene como función atrapar a los espermatozoides y ayudarlos a subir por el cuello uterino para favorecer la fertilización. Observar este fluido es una buena señal para saber si estamos ovulando.

Si no se produce su fertilización, todos los folículos que han crecido —también el ovocito que ha salido «ganador» pero no ha sido fertilizado— inician su degeneración dando lugar al cuerpo lúteo. En nuestra hipófisis se va a formar principalmente LH, que estimula la formación del cuerpo lúteo donde se creará progesterona, la hormona dominante en esta fase del ciclo hormonal, la lútea. Sobre el día veintiocho de ciclo va acabando la degeneración del cuerpo lúteo y disminuyendo la secreción de progesterona. El aumento de la FSH inicia de nuevo el ciclo hormonal y provoca el sangrado menstrual o menstruación.

En esta fase hormonal nos podemos sentir de forma totalmente diferente. La progesterona alta y los estrógenos bajos hacen que tengamos baja la energía, más ganas de dormir y más hambre. El cuerpo se prepara para el sangrado y hace acopio de energía y calorías para ello. ¿Quién no ha tenido un apetito voraz y más ganas de dulce antes de la menstruación? También puede que estemos más irascibles y con labilidad emocional, es decir, que podemos sentirnos más tristes y de mal humor debido al descenso de neuro-transmisores y el dominio relativo de los andrógenos. Esta fase es el momento ideal para trabajar lo creativo, volcarse hacia dentro y favorecer el reposo y el descanso.

4.2. Panorama hormonal durante la menopausia

Ahora que conocemos cómo somos durante nuestra fase fértil, podemos entender mejor cómo se transforma nuestro ciclo llegada la menopausia. Todos los cambios que describiré a continuación no empiezan el día que cesa la menstruación, sino que lo hacen de forma paulatina en edades mucho más tempranas, agudizándose a medida que se va reduciendo la actividad folicular hasta llegar a su cese o menopausia. Por eso, muchos de los síntomas que experimentamos en la menopausia no son más que una adaptación a este panorama nuevo y que aparecen mientras nuestro cuerpo aún está aprendiendo a manejarse en un nuevo ambiente hormonal. Por este motivo, las mujeres —como es mi caso— que entramos en esta etapa de forma radical por una operación o por medicación tenemos menos capacidad de adaptación y los síntomas son mucho más abruptos y violentos.

En la fase folicular premenopáusica, a medida que los folículos se van gastando por el paso de los ciclos, se forman menos estrógenos con la estimulación de la FSH de los folículos. Nuestra hipófisis detecta la falta de estrógenos y aumenta la segregación de FSH para activarlos aún más para que lleguen a los niveles adecuados. También se reducen las inhibinas, encargadas de frenar la hipófisis en su segregación de FSH. Así nos encontramos con niveles altos de FSH y normales o bajos de estrógenos.

Los niveles elevados de FSH y la poca cantidad de folículos pueden dificultar la ovulación y que, en muchos casos, en la perimenopausia tengamos ciclos anovulatorios. El evento principal de la menstruación no sucede, pero aun así podemos seguir teniendo sangrado. Aunque no ovulemos, una bajada súbita de FSH y LH acabarán provocando que sangremos —como pasa cuando tomamos la píldora anticonceptiva—, aunque probablemente será un ciclo más corto, justo después de la fase folicular, o más largo, con lo que empezaremos a tener ciclos de más de cuarenta días.

La fase lútea también será diferente: al tener pocos folículos madurados, éstos generarán poca progesterona que, de la misma manera que en la fase folicular, provocarán poca oposición a la hipófisis que seguirá generando LH para estimularlos para que creen progesterona. De modo que también encontraremos niveles elevados de LH y bajos de progesterona.

Otro aspecto fundamental a tener en cuenta es que el estrógeno más importante durante la edad fértil es el estradiol producido en la célula de la granulosa, que no será el protagonista durante la menopausia. Durante la menopausia, la producción estrogénica se desplaza hacia la corteza suprarrenal y el estroma ovárico, donde se forma un andrógeno débil, la androstenediona, que después se transforma en el tejido adiposo en otro estrógeno: la estrona. Este estrógeno tiene un comportamiento diferente al estradiol; de hecho, se parece más a un andrógeno. Además, tiene más capacidad para estimular factores de inflamación y resistencia a la insulina como el Nf-kB. Esta transformación en la parte grasa es el motivo por el cual las mujeres con más grasa abdominal tienen más cantidad de estrona circulante y, en algunos casos, suplen así el descenso estrogénico. Esto no quiere decir que tener un nivel más elevado de grasa abdominal sea beneficioso para la menopausia; ya hemos visto que de la estrona no son todo bondades, pero también es cierto que un peso excesivamente bajo tampoco colabora en el equilibrio hormonal durante esta fase vital.

4.3. ¿Puedo tener un exceso de estrógenos en la menopausia?

Aunque parezca una contradicción, la respuesta es sí. Como hemos comentado en el apartado anterior, el descenso folicular provoca una disminución de formación del cuerpo lúteo y, por lo tanto, un descenso de progesterona. Lo mismo pasa con la formación de estrógenos por parte de las células de la granulosa: a medida que descienden los folículos, hay una menor proliferación de estrógenos, aunque se siguen formando en la corteza suprarrenal y en el tejido adiposo. Esto significa que dependiendo de ciertos factores bioindividuales nos podemos encontrar con un panorama en la menopausia hiperestrogénico.

Tener un exceso de estrógenos relativos en la menopausia puede generar cierta sintomatología como menstruaciones con sangrado muy abundante (si aún tenemos el período), dolor en las mamas, irritabilidad, dificultad para dormir bien, retención de líquidos o dolores musculares, síntomas que pueden aparecer fácilmente en la menopausia y que podemos revertir si ajustamos el exceso de estrógenos. Además, tener este estado hormonal puede favorecer la aparición de cánceres de tipo hormonal, que crecen más fácilmente con un exceso de estrógenos.

4.3.1. El hígado se encarga de eliminar (o no) nuestros estrógenos

El hecho de que haya mujeres que tengan la balanza hormonal decantada hacia los estrógenos en esta etapa se debe a varios factores. Algunos de ellos no tienen que ver con el estilo de vida y son inherentes a la persona, como que tenga receptores hormonales más sensibles a los estrógenos o que estas hormonas no se estén eliminando correctamente vía hepática porque genéticamente tenemos formas de expulsión que no son óptimas. En concreto, la metilación y la sulfatación, vías de depuración hepáticas de la fase II, se encargan de eliminar estrógenos y, si no funcionan bien, nos podemos encontrar con un exceso de estrógenos reciclados. Aunque estemos en la menopausia, tenemos que cuidar la eliminación hepática hormonal, ya que no queremos estrógenos reciclados.

Lo primero que debemos hacer es seguir toda la información que comparto en el apartado «Antes de limpiar, mejor no ensuciar» en el capítulo sobre la piel, en el que aprenderás cómo mantener un hígado funcional y trabajando a toda máquina. En segundo lugar, podemos ayudar en estas dos fases de eliminación añadiendo ciertos alimentos que las estimulen.

- Para la metilación: legumbres en general (en concreto, garbanzos y lentejas), espinacas, espárragos, magnesio, vitaminas B6, B9 y B12, metionina y SAMe (s-adenosilmetionina). Es especialmente importante determinar que no haya un déficit de B12, ya que muchas personas de más de cincuenta años tienen menos ácido clorhídrico (o toman fármacos que lo inhiben), hecho que dificulta la unión de esta vitamina a su transportador, el factor intrínseco. Por ello, recomiendo que en la menopausia se revisen los valores de B12 y también la homocisteína y el ácido metilmalónico, para averiguar si está es activa o no.
- Para la sulfatación: alimentos como las coles, el ajo, la cebolla, NAC (n-acetil-cisteína), metionina, taurina y los cofactores B9, B6, B12, magnesio y SAMe.

4.3.2. Vigila con la falta de progesterona

Como hemos dicho, así como el estrógeno tiene una producción extraovárica más o menos importante, la progesterona depende en mayor parte de su formación en el cuerpo lúteo. A medida que los folículos vayan descendiendo en su número, la progesterona irá disminuyendo paulatinamente. Pero también hay factores que pueden acelerar su descenso: por ejemplo, el estrés es un gran detonante del descenso de esta hormona, debido a que el precursor de la formación de cortisol y progesterona es el mismo: el colesterol. El estrés es un estímulo muy importante para nuestro cuerpo; en época ancestral, respondía a situaciones de vida o muerte, por lo que le dará prioridad a la formación de cortisol que a la de progesterona. Por esto, es importante que en la menopausia mantengamos un buen nivel de colesterol, ni muy alto ni muy bajo.

Para mantener la formación de la progesterona, también es importante que alimentemos bien el cuerpo lúteo y facilitemos que le llegue correctamente toda la nutrición. Si ayudamos a que los vasos sanguíneos que lo alimentan estén en buena forma para que transporten todos los nutrientes necesarios, aunque tengamos menos cuerpos lúteos, éstos se encontrarán en buen estado para formar progesterona. Como componente clave para la buena circulación tenemos el óxido nítrico. Esta molécula regula la vasodilatación y la circulación sanguínea, y podemos mejorar su producción con el ejercicio aeróbico, con alimentos con nitratos como la remolacha o tomando su precursor, el aminoácido arginina, presente en frutos secos, legumbres, pescado azul y en alimentos ricos en proteínas en general.

Los antioxidantes también son esenciales para favorecer la producción de óxido nítrico, que encontramos en los alimentos crudos y de colores vivos. Los antioxidantes esenciales en relación con la formación de progesterona son la vitamina C (cítricos, pimiento rojo) y la vitamina E (alimentos ricos en grasa vegetal como los frutos secos o el aceite de calidad).

La melatonina también es una molécula que tiene que ver con la regulación general de nuestros ritmos circadianos y, por lo tanto, de nuestro equilibrio hormonal en general. Pero se ha observado que, en relación con la progesterona, la melatonina juega un papel modulador de suma importancia. Así que los buenos hábitos de sueño que favorezcan la segregación de esta molécula son fundamentales para promover la buena salud hormonal en la menopausia.

Para terminar, una planta que puede ayudarnos a formar mejor progesterona es *Vitex agnus-castus*. Los compuestos dopaminérgicos presentes en ella se pueden unir al receptor de nuestras glándulas centrales favoreciendo la segregación de progesterona y el descenso de la prolactina. Por este motivo, funciona tan bien en mujeres con dolor premenstrual de mamas, ya que disminuye el exceso de prolactina y de estrógenos.

EVITA UN EXCESO DE ACTIVIDAD DE TU ENZIMA AROMATASA

Una de las enzimas con más peso en lo relacionado con nuestro ciclo hormonal es la aromatasa. Esta enzima se encarga de transformar andrógenos en estrógenos, tanto estradiol a partir de testosterona como en estrona a partir de androstenediona. Un exceso de actividad de esta enzima puede producirnos hiperestrogemia, tanto en la edad fértil como en la menopausia.

La conversión llevada a cabo por esta enzima se realiza en muchas zonas de nuestro organismo, como en las suprarrenales, las mamas y el hígado, pero principalmente en las células grasas. Por este motivo, las mujeres con más masa grasa tienden a formar más estrógenos, de modo que necesitamos mantener nuestro nivel de grasa en valores adecuados (véanse los consejos del Capítulo 2 sobre el metabolismo).

Si queremos una aromatasa que no trabaje de más, debemos evitar ciertos alimentos que la activan, como el café, el alcohol, los lácteos y los alimentos con alta carga glucémica. Estos últimos, aparte de favorecer la inflamación y la resistencia a la insulina, también estimulan la acción de la aromatasa. En este sentido, los dulces, la bollería, los refinados, los zumos o los refrescos nos hacen un flaco favor en la menopausia.

También puedes prepararte infusiones de té kukicha con regaliz, dos plantas que ayudan a regular la actividad de esta enzima.

4.3.3. Estrógenos sí, pero estrógenos propios

Como vamos viendo, en la menopausia queremos que el descenso de estrógenos sea lo más paulatino y gradual posible para permitir que nuestro organismo se adapte lo más fácilmente posible al nuevo paradigma hormonal. Pero no a toda costa: no queremos ni estrógenos reciclados ni más estrógenos que progesterona ni estrógenos que no sean nuestros. Por este motivo, en la menopausia (y siempre) mi recomendación es evitar en la medida de lo posible un exceso de estas hormonas a través de nuestra alimentación y nuestros hábitos.

Los alimentos más cargados de hormonas son los de origen animal. La producción actual de este tipo de productos, donde se prioriza la rapidez y el bajo coste en la producción, hacen que muchos de los animales estén hormonados. Es el caso de los productos lácteos, que acumulan fácilmente estrógenos animales al ser la secreción de una hembra en período de lactancia, pero tampoco se escapan de ello los productos cárnicos ni el pescado de piscifactoría.

Además, también tenemos los «falsos» estrógenos, sustancias similares a nuestras hormonas que se pueden unir a nuestros receptores hormonales y crear respuestas similares o diferentes a si se uniera a la hormona original. Son los disruptores endocrinos y tienen tres formas principales de actuar sobre nuestro organismo: aumentar la acción de nuestras propias hormonas, multiplicando su efecto; inhibir su acción y disminuir su disponibilidad, y, finalmente, también pueden cambiar su efecto, produciendo un resultado totalmente diferente. Son como «ladrones hormonales» que pueden alterar nuestro equilibrio endocrino de muchas formas.

Las patologías con las que se relaciona la exposición a disruptores endocrinos son múltiples, destacando las disfunciones hormonales femeninas que pueden tener que ver con la infertilidad, patologías menstruales, miomas o tumores. Pero también las disfunciones hormonales masculinas, como los problemas de próstata, la esterilidad o la feminización, así como los trastornos metabólicos como la obesidad, la diabetes tipo II y las patologías relacionadas con la glándula tiroides.

La preocupación por la exposición en aumento a disruptores endocrinos ha comportado que la comunidad científica y las diferentes organizaciones encargadas de velar por la salud como la OMS y el Parlamento Europeo dediquen tiempo y esfuerzos a su estudio y destinen comisiones dedicadas al estudio de estas sustancias. Incluso están considerando la retirada de uno de los más dañinos como el bisfenol A.

¿DÓNDE SE ENCUENTRAN LOS DISRUPTORES ENDOCRINOS?

- En menaje de plástico para almacenar alimentos, especialmente antimonio y ftalatos, estireno y bisfenol A. Es muy típico que esté presente en los táperes y demás envases de plástico.
- En productos de cosmética e higiene con parabenos, ftalatos y triclosán. La cosmética es una gran vía de entrada de disruptores a nuestro organismo.
- En las cremas solares químicas también encontramos gran cantidad de sustancias químicas con acción disruptora endocrina como la benzofenona-3.
- En utensilios de cocina con teflón o elementos plásticos. Muchos de los utensilios del hogar contienen disruptores endocrinos como el triclosán.
- En carnes procesadas, como salchichas y embutidos, cuya mayor proporción de grasa hace que sus contaminantes se puedan acumular fácilmente, ya que además acostumbran a contener componentes para conservar, dar color o potenciar el sabor con actividad disruptora.

Eliminar por completo nuestra exposición a disruptores endocrinos es misión imposible. Aun así, podemos adoptar hábitos que nos ayuden a disminuirla y tener una vida más libre de estas sustancias. Algunos consejos para evitar la exposición a ellos serían los siguientes:

- Optar por alimentos orgánicos y ecológicos.
- Elegir menaje del hogar de cerámica, madera u otros materiales libres de disruptores.
- Para la limpieza del hogar, utilizar productos como el bicarbonato, el vinagre y detergentes ecológicos.

- Una de las fuentes más importantes de entrada de disruptores endocrinos es la cosmética, por lo que es muy importante elegir cosméticos naturales, como las cremas, el maquillaje y el desodorante. Por cosméticos naturales me refiero a productos que tengan la mayoría de sus ingredientes de origen natural y, a ser posible, con certificación ecológica. Algunos de los ingredientes que merece la pena evitar en cosmética son los parabenos, las parafinas, los ftalatos, el triclosán y el bisfenol A, BHA, BHT o EDTA.
- Las cremas solares de barrera física son muy buena opción para evitar la gran cantidad de disruptores que tienen este tipo de artículos de barrera química.

En un mundo en el que cada vez hay más sustancias nuevas o extrañas para el ser humano, conviene estar atentos a los efectos que éstas pueden tener en nuestra salud y ocuparnos de evitar las más dañinas recurriendo a productos naturales, ecológicos y de materiales nobles.

4.3.4. ¿Qué pasa entonces con los fitoestrógenos?

Un hecho curioso es que tres de cada cuatro mujeres occidentales reportan sintomatología relacionada con la menopausia, cifra muy superior a las mujeres orientales, que en su mayoría no describen molestias asociadas a esta etapa. Este hecho nos hace reflexionar sobre qué aspectos pueden estar determinando esta diferencia, lo que nos hace considerar su alimentación y su estilo de vida. Uno de los factores que marcan la diferencia es el consumo abundante de alimentos ricos en fitoestrógenos. Si en una dieta occidental consumimos de media entre 4-7 mg de isoflavonas al día, en los países asiáticos se consumen entre 40-50 mg/día, llegando hasta 200 mg/día en Japón.

Los fitoestrógenos son compuestos fenólicos que se encuentran en las plantas, como los flavonoides, las isoflavonas y los lignanos, que poseen propiedades estrogénicas debido a su similitud con los estrógenos de los mamíferos. Algunos alimentos como la soja, las legumbres, el lino y la raíz de kudzu tienen un buen contenido de estos compuestos y son alimentos habituales en una dieta asiática. Entonces, podríamos pensar que muchos de nuestros problemas con la menopausia se solucionarían si empezamos a consumir de forma consistente todos estos alimentos, pero no es tan sencillo.

Los fitoestrógenos vegetales tienen que convertirse en su forma activa para poder ejercer sus acciones parecidas a las de nuestros estrógenos en el organismo; tienen que convertirse en sus compuestos activos como puede ser el equol. Para esta transformación, necesitamos la colaboración de una de las piezas clave de nuestra salud, la microbiota intestinal. Una microbiota intestinal saludable hará que esta transformación sea más efectiva y podamos obtener el equol necesario en nuestro día a día para ayudar a adaptarnos mejor a la menopausia. Las personas vegetarianas o veganas son mejores convertidoras de equol, probablemente por el mayor consumo de fibra, que actúa como prebiótico, así como por el consumo continuado de productos derivados de la soja. Además, también la familia de bacterias *Bifidobacterium* parecerían tener un papel importante en la producción de equol.

Seguramente, la exposición temprana y repetida de las mujeres asiáticas a los fitoestrógenos es la clave para sean buenas convertidoras en equol y puedan adaptarse mejor a los cambios hormonales en la menopausia. Podemos tenerlas como referente para consumir mayor cantidad de alimentos ricos en fitoestrógenos y cuidar nuestro intestino para facilitar su conversión.

PERO ¿QUÉ HAY DE LA MALA FAMA DE LA SOJA?

Seguro que has escuchado alguna vez que la soja no es un alimento sano, que es inflamatorio y que incluso fomenta la aparición de cánceres de tipo hormonal.

Si nos basamos en la evidencia científica más actual, por ejemplo, el metaanálisis de Nachvak *et al.* (2019), revela que no sólo la soja no implica peligro en relación con la salud en general ni aumenta el riesgo de cáncer hormonal, sino todo lo contrario, puede reducir el riesgo de mortalidad en general. Además, la ingesta de la proteína de la soja se ha asociado con una disminución del riesgo de mortalidad por cáncer de mama. Los hallazgos del estudio respaldan las recomendaciones actuales de aumentar la ingesta de soja para una mayor longevidad.

Lo que sí recomendaría sería optar por soja no transgénica, de origen europeo o de certificación ecológica, además de favorecer su digestión optando principalmente por sus variedades fermentadas (tofu, tempeh y derivados).

4.4. Los dichosos sofocos

Uno de los síntomas más habituales y molestos durante la menopausia son los síntomas vasomotores, protagonizados por los sofocos. Muchas mujeres pueden experimentar subidas súbitas de la temperatura, sudoración e incluso un aumento general de su temperatura corporal. Estas alteraciones pueden generar malestar e incomodidad durante su aparición y perjudicar la calidad del sueño. Los sofocos aparecen en el climaterio y están relacionados con el descenso estrogénico, ya que esta hormona actúa sobre el centro termorregulador del hipotálamo, nuestro «termostato» interno.

En el climaterio, la horquilla de temperaturas de nuestro «termostato» se estrecha y es más fácil que el organismo reaccione intentando compensar lo que considera una temperatura excesiva para nuestra homeostasis. Por eso, todas aquellas circunstancias que eleven la temperatura corporal pueden desencadenar una respuesta virulenta de compensación como los sudores o el enrojecimiento. Por la noche, también es muy habitual sufrir sofocos, cuando curiosamente no estamos realizando actividades que aumenten la temperatura. Los sofocos aparecen debido a que durante el sueño nuestro organismo desciende la temperatura corporal, superando el margen bajo de la horquilla de temperaturas y desencadenando también situaciones de compensación.

Lo importante es entender todo aquello que puede ayudarnos a aliviar los sofocos y ganar calidad de vida en la menopausia. Así que comparto varios consejos para despedirte de los molestos sofocos de manera natural:

- Gestiona saludablemente el estrés. Seguramente, has experimentado que los sofocos pueden aparecer de forma más habitual en situaciones en las que estás nerviosa o estresada. El estrés aumenta la temperatura corporal, lo que puede desembocar en más sofocos. Es interesante que puedas trabajar con tu sistema nervioso parasimpático (meditación, respiración, naturaleza, etc.), además de tomar infusiones de pasiflora o melisa, que ayudarán a disminuir el nivel de estrés. También son interesantes las plantas adaptógenas, especialmente la *ashwagandha*, muy útil para lidiar con el estrés.
- Cuidado con el café. Este puede incrementar la sensación de nerviosismo y, por lo tanto, el aumento de temperatura. Además, no colabora en la correcta eliminación hormonal a través del hígado. Te recomiendo que

evites el café aquellos días que te sientas nerviosa, que no pases de un café al día y que éste sea de la mayor calidad posible.

- Introduce en tu alimentación alimentos ricos en fito-estrógenos. Como hemos visto, éstos ayudarán a que el descenso hormonal sea más paulatino por su parecido a nuestros estrógenos. Algunos alimentos interesantes en este sentido son el lino, los guisantes, las judías, el tofu y tempeh y el kudzu.

- Ayuda a tu intestino a convertir las isoflavonas en su versión activa. Como hemos dicho, podemos tomar muchas isoflavonas, pero que hagan sus funciones depende de que se puedan convertir en su fase activa en nuestro intestino mediante la microbiota. Por ello, es muy importante tener una buena salud intestinal y llevar una alimentación eminentemente vegetal, rica en fibra y alimentos fermentados.

- Buena higiene del sueño. Para evitar la aparición de sofocos durante la noche, lo que puede empobrecer mucho nuestra calidad del sueño, es importante que tengamos buenos hábitos antes de ir a dormir, empezando por cenar pronto, ya que la propia digestión aumenta la temperatura corporal, facilitando la compensación en forma de sofocos. El alcohol también aumenta mucho nuestra temperatura corporal, por lo que es preferible no consumirlo en general y especialmente por la noche. Es recomendable evitar el uso de pantallas durante las dos horas previas a ir a dormir para favorecer la buena segregación de melatonina, así como tener la habitación a temperatura baja y con la menor luz posible.

- Suplementos naturales. Cada mujer reacciona de forma diferente a las ayudas naturales para los sofocos. Te recomendaría probar con *Vitex agnus-castus*, que beneficia el equilibrio entre los niveles de estrógenos y progesterona y resulta muy útil para muchas mujeres en el manejo de los sofocos. También el azafrán es muy aconsejable por su acción en el sistema nervioso. Y una dosis de fitoestrógenos puede ser de ayuda si realizamos una buena conversión. Hablaremos de los suplementos que ayudan al equilibrio hormonal a continuación.

Los sofocos no dejan de ser un síntoma del proceso de adaptación de nuestro organismo al nuevo panorama hormonal de la menopausia. Normalmente, una vez llegadas a la menopausia, suelen alargarse entre cuatro y cinco años como máximo, aunque hay mujeres que nunca los experimentan y otras que los sufren durante largos períodos de tiempo. También es cierto que mi experiencia en consulta me dice que no hay una solución única para todas las mujeres, sino que conviene probar e individualizar en cada caso. Lo que sí que es universal es tratar con los hábitos compartidos como la gestión del estrés, el dormir bien y la ingesta de alcohol y café.

4.5. Suplementación para el bienestar hormonal en la menopausia

La base para gozar de buena salud y bienestar en la menopausia se rige por todo lo que hemos comentado anteriormente, es decir, nuestra alimentación y nuestros hábitos de vida. Muchas veces, tendemos a simplificar y pensar que la suplementación puede sustituir que comamos bien, que andemos estresadas o que no hagamos ejercicio. Sabemos que mantener buenas rutinas de salud puede ser tedioso al inicio y esto puede conducirnos a buscar atajos para sustituirlas. Pero la realidad es que los suplementos son una simple ayuda para nuestros buenos hábitos, por lo que no reemplazan, sino que hacen sinergia con todo aquello que hacemos para cuidar nuestra salud.

Pero, evidentemente, podemos potenciar el efecto de todo lo que hacemos para cuidarnos con suplementos naturales. Y también es cierto que nuestra vida «moderna» nos lleva a tener una alimentación menos nutritiva y una vida más estresada y sedentaria, por lo que la suplementación natural es cada vez más necesaria. Los principales suplementos para el bienestar hormonal son los siguientes:

- Fitoestrógenos. Hemos hablado largo y tendido sobre ellos. Son el análogo vegetal a nuestros propios estrógenos y pueden suplir y ayudar en la adaptación de nuestro cuerpo a la nueva situación hormonal, pero hay que tener en cuenta que necesitamos poder hacer una buena conversión de éstos en equol. Por ello, hace falta cuidar de la microbiota y darles de comer con una alimentación rica en fibra. Mis suplementos favoritos ricos en fitoestrógenos son la cimicífuga y el trébol rojo. Recuerda que, además, podemos incluir en nuestro día a día alimentos como el tempeh, las judías, los guisantes, el tofu, las legumbres y el lino.
- El azafrán es una especia de origen asiático, extraída de la flor de *Crocus sativus*. Como curiosidad, es la especia más cara del mundo ya que su método de recolección requiere mucho trabajo y hace que la producción sea muy costosa. A nivel culinario, se usa en las paellas y otras preparaciones, dando color y sabor a los platos. Una de las propiedades más interesantes del azafrán tiene que ver con nuestro estado de ánimo. Se han hecho estudios que demuestran su efectividad como antidepresivo. Incluso comparándolo con fár-

macos como el Prozac y con grupos a los que se les administraba placebo, se han comprobado sus efectos positivos en relación con la depresión leve. Yo lo recomiendo para las épocas en que podamos sentirnos más de bajón y para ayudarnos a mejorar nuestro humor mientras vamos trabajando en aquellos aspectos que nos hacen sentirnos más desanimadas. A nivel hormonal, también se han descrito acciones positivas del azafrán. Se ha visto que puede mejorar la sintomatología relacionada con los cambios en el estado de ánimo premenstrual y durante la menopausia. En esta etapa de la vida de la mujer, el azafrán es un suplemento con muchos beneficios. Por una parte, ayuda a reforzar la parte cognitiva y la memoria, que se pueden empeorar por el descenso hormonal, y, por otra, puede mejorar el estado de ánimo y prevenir la depresión. Y, finalmente, su acción sobre el sistema nervioso está directamente relacionada con la regulación de la temperatura corporal, por lo que también es muy útil para los molestos sofocos.

- La *ashwagandha* es una de las plantas más usadas dentro de la medicina tradicional de India, la ayurvédica. Se viene usando desde hace seis mil años y se le atribuyen diversas propiedades, siendo las principales relacionadas con la salud de nuestras glándulas suprarrenales, que son las encargadas de la segregación de las hormonas del estrés. Y es que esta planta se engloba dentro de la categoría de remedios adaptógenos, en los que también se incluyen otras plantas como *Rhodiola rosea* o el ginseng, y que son aquellos que, cuando nos enfrentamos a un período de estrés, nos permiten adaptarnos mejor a él, manejarnos mejor con altos niveles de cortisol y disminuir la sintomatología relacionada con el estrés prolongado, como puede ser el nerviosismo, los desajustes digestivos o el cansancio, entre muchos otros.

- En relación con los sofocos y el bienestar en la menopausia, la *ashwagandha* ayuda de forma directa al reducir los niveles de cortisol y a facilitar la mejor adaptación al estrés. Una buena gestión del mismo es fundamental para tener menos sofocos, más energía y mejor salud en general. Por este motivo, las adaptógenas y, en concreto, la *ashwagandha*, colaboran en la gestión del estrés y, por lo tanto, en el bienestar en la menopausia. Además, esta planta tiene un perfil más relajante que otras adpatógenas, por lo que también nos resulta útil para el insomnio, como veremos cuando hablemos de él más adelante.

- Aceite de onagra. Este remedio clásico para molestias hormonales se obtiene de las semillas de *Oenothera biennis*. Es rico en ácido gamma-linolénico (un precursor de la prostaglandina E). Las prostaglandinas son compuestos que se asemejan a nuestras hormonas, pero de acción local. Regulan acciones fisiológicas relacionadas con la coagulación, la inflamación y las diferentes respuestas hormonales. Por su acción relacionada con la prostaglandina E, puede disminuir la gravedad de los sofocos menopáusicos.

- El *Vitex agnus-castus*, del cual ya hemos aprendido cosas en páginas anteriores, es una planta muy interesante porque favorece el equilibrio hormonal facilitando que haya una relación saludable entre estrógenos y progesterona. Su acción terapéutica se debe a que sus principios activos propician el pico de LH en la ovulación y, posteriormente, la formación del cuerpo lúteo y, consecuentemente, de progesterona. Gracias a su unión con los receptores de dopamina, puede actuar sobre la prolactina, una hormona que tiene relación con los cambios de humor y el dolor de mamas. Si aún tenemos ciclo menstrual, conviene descansar entre los días uno y cinco de ciclo y, si ya estamos en plena menopausia, dejar de tomarla una semana al mes.

- Vitaminas B6, B9, B12 (metiladas). Éstas favorecen la eliminación del exceso de estrógenos y, de paso, de hormonas del estrés, vía hígado. Si somos *worriers*, es decir, si metilamos mal, estas vitaminas nos ayudarán a mantener un buen nivel de eliminación hormonal hepática y a notar menos el exceso de estrógenos y de cortisol.

4.6. ¿Qué pasa con la terapia hormonal sustitutiva?

Tal vez en este momento te estés preguntando dónde queda la terapia hormonal sustitutiva (THS), es decir, la medicación «hormonal» que te receta tu médico o ginecólogo. Lo primero que me gustaría decir sobre este aspecto es que, como nutricionista, no me corresponde recomendar o no la THS. Es un tema que compete a los profesionales formados para ello, es decir, a los ginecólogos. Sin embargo, al tratar a tantas mujeres en la menopausia, también he dedicado mucho tiempo a investigar y aprender, dentro de mis límites, sobre este tipo de medicación.

En mi opinión, debido a los resultados arrojados por los estudios Women Health Initiative (WHI) y Million Women Study (MWS) de principios de 2000, donde se advirtió de los posibles peligros de esta medicación en relación con el cáncer de mama, se llegó a demonizar y muchas mujeres evitaron recurrir a ella. La realidad es que, posteriormente a este estudio, ha habido otros que han suavizado los resultados y que indican que lo importante sobre la

THS es el tiempo que se toma, la dosis y su verdadera necesidad.

Ni todas las mujeres en menopausia necesitan tomarla, ni hacerlo producirá inequívocamente un cáncer de tipo hormonal. Creo que lo importante es detectar en qué casos puede ser interesante y ayudar, si es pertinente, a la paciente a implementarla. Hay mujeres que se cuidan y dedican tiempo a su salud y sus hábitos y aun así tienen mala calidad de vida debido a los síntomas de la menopausia, ya sean sofocos, cambios de humor u otros, y que pueden beneficiarse de la THS haciendo que el organismo se adapte mejor al nuevo panorama hormonal que es la menopausia, durante el tiempo concreto que dure esta adaptación. En lo que no estoy de acuerdo es que, simplemente por entrar en la menopausia, debamos de forma generalizada tomar esta medicación. La menopausia es un proceso natural en la mayoría de los casos, que forma parte de la vida de la mujer y que no tiene por qué conllevar riesgos si nos ocupamos de cuidarnos. En este sentido, pensar que hay que alargar la vida fértil de la mujer con la THS como si la menopausia fuera un fallo biológico me parece un error de concepto.

Y más importante aún es el hecho de que tomar medicación no dispensa de adoptar los hábitos de salud que hemos estado comentando y que son la base incontestable para llevar bien la menopausia, por lo que, en cualquier caso, la toma de fármacos tan sólo puede ser una ayuda durante una temporada concreta para adaptarnos mejor. Asimismo, hay que tener en cuenta que hay personas que no pueden recurrir a la THS debido a las patologías de base que sufren o debido a las mismas patologías que les han causado la menopausia. Como fue mi caso: el hecho de haber sufrido un cáncer hormonal hacía que esta medicación pudiera aumentar el riesgo de recaída.

Me gustaría transmitir un mensaje de tranquilidad y esperanza a las personas que atraviesen una menopausia temprana sin posibilidad de tomar medicación. Todo lo que reúno en este libro es también lo que me ha permitido a mí vivir esta etapa plenamente y con muy buena calidad de vida, así que espero que pueda ayudarte a ti también.

5

Salud cardiovascular en la menopausia

Cuidar de nuestro corazón y los vasos sanguíneos tendría que ser una prioridad, ya que las enfermedades cardiovasculares son la primera causa de muerte en todo el mundo. Además, son patologías silentes, que dan poca o ninguna sintomatología hasta que ya aparece la enfermedad cardiovascular con los riesgos que la misma implica.

Durante la vida fértil de la mujer, tenemos unos grandes protectores de nuestro corazón que son los estrógenos. Estas hormonas tienen un papel muy importante en relación con la salud cardiovascular ya que modulan muchas funciones y aspectos relacionados con ella:

- Ayudan a disminuir el colesterol LDL (el «malo») y el total.
- Incrementan el colesterol HDL (el «bueno»).
- Aumentan la liberación de óxido nítrico facilitando la vasodilatación.
- Regulan los canales de calcio y potasio a nivel cardiovascular, facilitando la correcta contracción de los vasos y músculos.
- Favorecen la angiogénesis, o formación de nuevos vasos sanguíneos.

Los hombres están más expuestos a sufrir patologías cardíacas justamente por esto, porque no tienen la protección que a las mujeres nos ofrecen los estrógenos. Las mujeres en la menopausia no superamos a los hombres a nivel de riesgo, pero sí que los igualamos.

Por estos motivos, muchas de nosotras experimentamos subidas del nivel de colesterol o de la tensión arterial cuando nos acercamos a la menopausia, aunque no hayamos cambiado hábitos de vida ni de alimentación. Y, precisamente por este motivo, tenemos que poner especial mimo en cuidar nuestro corazón y nuestros vasos sanguíneos en esta etapa.

5.1. Colesterol

Lo primero que me gustaría indicar es que el colesterol, en sí, no es malo; forma parte de nuestras membranas —es decir, de nuestra piel y tejidos—, de nuestras hormonas y es el precursor de la vitamina D. ¡Imagina qué importantes son estas tres funciones para equilibrar nuestra salud!

De hecho, tener niveles bajos de colesterol puede ser tan perjudicial como tenerlos elevados. Es lo que les ocurre a las deportistas o mujeres con dietas muy restrictivas, con niveles tan bajos de colesterol que sufren el cese de la menstruación, que se denomina amenorrea hipotalámica, donde por diversos motivos —entre ellos, estos niveles bajos de colesterol— se impide la buena formación estrogénica y se interrumpe el ciclo menstrual. Y justo en menopausia necesitamos tener el colesterol en niveles adecuados para que las pocas hormonas que aún se generan tengan su precursor disponible.

Pero más que la cantidad total de colesterol, lo importante es saber qué tipo es beneficioso y cuál no lo es tanto.

Seguramente, has oído hablar del colesterol «bueno» y el colesterol «malo». La realidad es que en sangre no medimos el colesterol que hay sino las proteínas que lo transportan. Según el tipo y la cantidad de estas proteínas que se hallan en el plasma, determinamos los niveles de colesterol de la persona.

El colesterol HDL consiste, en realidad, en unas lipoproteínas de alta densidad que transportan colesterol desde los tejidos hacia el hígado. Lo llamamos colesterol «bueno» porque con esta dirección de transporte estamos sacando colesterol de los vasos sanguíneos para que pueda ser eliminado más fácilmente y evitar que se acumule. Por el contrario, el colesterol LDL o proteínas de baja densidad (el colesterol «malo») se transporta desde el hígado hacia los tejidos para realizar sus acciones allí. Si estas proteínas LDL están muy cargadas, se podrán almacenar más fácilmente en nuestros vasos sanguíneos.

¿Qué pasa cuando el colesterol se almacena en nuestros vasos sanguíneos? Podemos encontrar varios escenarios. Por un lado, la luz o el agujerito del vaso sanguíneo se va estrechando. Imaginad una manguera donde en su parte interior se van acumulando residuos, lo que hace que su espacio sea cada vez más estrecho. Cuando abramos el grifo para que el agua pase por allí, la presión que ejercerá será mayor y, por lo tanto, habrá más peligro de que esta se rompa. En nuestros vasos sanguíneos esto se traduce en que la tensión arterial vaya aumentando.

Un segundo escenario contempla que esta acumulación de colesterol en los vasos sanguíneos hace que empiece a formarse la placa aterosclerótica. Dentro de nuestras arterias, se puede formar la denominada estría grasa, una lesión inicial por acumulación de células espumosas cargadas de lípidos en la capa íntima de la arteria, que facilita que se vaya acumulando allí más colesterol. A medida que crece, recluta sustancias inflamatorias, haciéndose más grande e inestable. La placa puede llegar a taponar el vaso o bien desprenderse y llegar a vasos sanguíneos más pequeños y taponarlos. Son las consecuencias más problemáticas y peligrosas a nivel cardiovascular de la arteriosclerosis.

En una analítica es importante tener en cuenta el colesterol total, que según las últimas recomendaciones no debería rebasar los 200 mg/dl, pero no dejes de medirte el colesterol HDL, el cual es recomendable que supere los 50 mg/dl. El valor del LDL que verás en tu analítica será seguramente un cálculo, ya que normalmente se estima con diferentes fórmulas a partir de los valores del colesterol total y el HDL. Sus valores recomendados se encuentran por debajo los 100 mg/dl. En muchas ocasiones, los profesionales de la salud se fijan únicamente en los valores del colesterol total, sin tener en cuenta que este valor se encuentra distribuido entre HDL y LDL, lo que puede generar conclusiones erróneas e incluso recomendaciones de medicación innecesarias. En pacientes que presentan HDL elevado con un nivel de colesterol que está en el límite o lo supera levemente, lo que llamamos popularmente colesterol «compensado», este puede ser mucho más saludable que el de una persona con valores de colesterol total bajos, pero con niveles muy bajos de HDL. Entonces, vemos que no sólo se trata de tener el colesterol bajo, sino de tener el colesterol HDL bien alto, ya que nos protege de la acumulación de colesterol en los vasos, y de mantener el colesterol LDL en valores normales para evitar el exceso de esta sustancia circulando hacia los tejidos. Es importante ver la imagen completa de la persona y elegir siempre intervenciones que engloben el estilo de vida y la alimentación antes de recurrir a la opción de la medicación, que en muchos casos es para toda la vida.

5.2. Tensión arterial

A todas nos han tomado en algún momento la tensión y sabemos que es importante mantenerla en valores estables y que no suba demasiado porque es peligroso. Incluso puede que hayas observado cómo estos valores han ido subiendo desde que te has adentrado en la menopausia. También sabemos que con la tensión baja experimentamos mareos o inestabilidad. Pero quizá no conoces exactamente qué es la tensión arterial y a qué responden estos valores del funcionamiento de nuestro cuerpo.

Imaginemos que nuestras arterias son una manguera más o menos flexible y que nuestro corazón es como una bomba que bombea «agua» (es decir, sangre) por estas mangueras para que llegue a todo el cuerpo. Cuando el corazón hace su máxima contracción para expulsar el plasma estamos hablando de presión sistólica o máxima y, en ese momento, el plasma sale con la máxima presión a través de nuestras arterias o mangueras. Lo que medimos con el tensiómetro es la presión que ejerce el plasma contra las arterias en ese momento. Cuando el corazón se relaja, obtendremos el mínimo de la presión del plasma hacia los vasos sanguíneos, que es la medición de la presión diastólica o mínima. Imaginemos ahora que la cantidad de agua que pasa por la manguera es muy abundante o va a mucha velocidad, entonces ejercería mucha presión y esa manguera podría romperse y/o dañarse. En cambio, si la presión es muy baja, el agua no llegaría a los tejidos y órganos a los que tiene que alcanzar y éstos no recibirían sus nutrientes. En tal caso, los órganos especialmente dependientes de la nutrición sanguínea y más alejados del corazón, como el cerebro, se pueden ver privados de la llegada de sangre por una tensión baja y, en el caso del cerebro, sentirnos mareadas. Ése es el motivo por el que la tensión arterial debería estar sobre los 120 de sistólica (lo que denominamos la máxima) y sobre los 80 de diastólica (o mínima).

Una tensión arterial elevada es uno de los principales factores de riesgo en relación con la enfermedad cardiovascular y, por ello, es tan importante que la podamos regular para no colaborar en el propio aumento que se genera en la menopausia. La función de los estrógenos incide directamente sobre aspectos como la integridad de los vasos sanguíneos, la vasodilatación de éstos o sobre los neurotransmisores, lo que afecta directamente a la función vascular. Como veremos a continuación, muchos de los efectos que pueden experimentar las mujeres en relación con la salud cardiovascular son altamente prevenibles si tomamos las riendas de nuestro estilo de vida. Así que ahora conoceremos cómo equilibrar los diferentes factores de fondo que previenen la enfermedad cardiovascular a través de nuestros hábitos y nuestra alimentación.

5.3. ¿Qué hay detrás de la enfermedad cardiovascular?

La enfermedad cardiovascular y su riesgo aumentado en la menopausia es lo suficientemente importante como para que queramos atenderla y prevenirla. Para ello, en primer lugar necesitamos saber qué hay detrás de esta enfermedad para poder afrontarla de manera adecuada.

El primer aspecto a tener en cuenta es la oxidación. Un colesterol que se encuentra oxidado es mucho más reactivo, genera más inflamación y recluta células del sistema inmunitario que al reconocerlo como peligro lo atacan para tratar de eliminarlo. La oxidación convierte el colesterol en un compuesto mucho más peligroso y determinante de la enfermedad cardiovascular.

Podemos ayudar a favorecer nuestro equilibrio oxidativo tomando antioxidantes. Como ya aprendimos en el Capítulo 3 sobre la piel, se trata de moléculas con un extra de electrones que pueden «regalarlos» a los radicales libres y así estabilizarlos. Estos componentes abundan en alimentos vegetales crudos y de colores vivos, con gran contenido de vitamina E —particularmente protectora de los tejidos lipídicos y que encontramos en aceites buenos crudos, en semillas y en frutos secos—, y también en los que presentan una buena dosis de vitamina C, que tiene gran poder antioxidante aparte de ser clave en la formación de colágeno, que consumiremos si tomamos cítricos y pimiento rojo, entre otros alimentos. Otros antioxidantes interesantes pueden ser el resveratrol (presente en la uva) o el picnogenol (en la yema de pino).

Lo que también podemos hacer para eliminar el exceso de radicales libres es favorecer los sistemas enzimáticos antioxidantes propios como son el SOD, el glutatión, la peroxidasa o la catalasa, tomando sus cofactores: cobre, zinc, manganeso y selenio. Por ejemplo, una buena forma de nutrirnos con zinc es tomar cada día una cucharada de semillas de calabaza y, para el selenio, tendremos suficiente con tres nueces de Brasil al día.

Tomar antioxidantes de forma recurrente y durante largos períodos de tiempo no es todo lo beneficioso que parecería. Los radicales libres también tienen sus funciones: sirven, por ejemplo, para eliminar aquellas células que ya han cumplido su ciclo de vida y tienen que degradarse o eliminarse. Por lo tanto, los antioxidantes en forma de suplemento pueden ser interesantes en épocas concretas, pero luego lo adecuado sería mantener un buen consumo de alimentos ricos en antioxidantes y, evidentemente, evitar las fuentes de formación de radicales libres como la contaminación, el estrés o el consumo de alimentos oxidados (fritos, quemados, procesados, etc.).

La integridad de la pared vascular también determina el riesgo cardiovascular. Un tejido que sea flexible y que esté bien formado permitirá que nuestros vasos sanguíneos soporten mejor los cambios de presión y prevendrá que se rompan fácilmente. En la menopausia ya sabemos que la formación de colágeno disminuye, que es la gran malla que mantiene la integridad de los tejidos y permite su buen estado. Su descenso debería suplirse con una ingesta suficiente de vitamina C y de proteínas, para poder compensar esta disminución en su formación. La bajada estrogénica también agrega dificultad en la integridad vascular al disminuir el óxido nítrico, que ya sabemos que es un componente vasodilatador muy importante. Ambos aspectos tienen que ver con que haya más vasoconstricción y que a nuestros vasos sanguíneos les cueste dilatarse y, por lo tanto, permitir que el plasma circule bien. Por ello, en la menopausia es normal que sintamos que nuestra circulación está peor, que nos salgan más venitas y varices y/o que tengamos más retención de líquidos.

Si queremos prevenir tanto la enfermedad cardiovascular como la retención de líquidos, es importante que favorezcamos la formación de colágeno, que tomemos agua abundante y que ganemos musculatura, la cual, por una parte, nos ayuda a formar más óxido nítrico y, por otra, estimula al buen retorno venoso ayudando a la mejora de la función vascular.

Los cambios a nivel de neurotransmisores en la menopausia activan de forma más consistente nuestro sistema nervioso simpático, que es la zona del sistema nervioso que tiene que ver con su parte activa y que se pone en marcha cuando hay estrés o nos enfrentamos a una situación desafiante. Es también el que genera cambios a nivel muscular y, consecuentemente, en la parte muscular de nuestros vasos sanguíneos, estimulando su vasoconstricción. Tanto para prevenir el riesgo cardiovascular como la tensión alta, necesitamos cuidar muy bien nuestro sistema nervioso como aprenderemos en el siguiente capítulo. Y si hay un nutriente que no puede faltar en este sentido es el magnesio: este oligoelemento actúa a nivel celular regulando la relajación muscular, de manera que un déficit de magnesio puede provocar dificultades para relajar esta capa muscular arterial, cuyo resultado sería un aumento de tensión. También es recomendable disminuir la cantidad de café y excitantes al mínimo, para promover dicha relajación de la capa muscular de los vasos sanguíneos.

Como vimos en el Capítulo 2 sobre salud metabólica, todos los cambios que experimentamos en esta área pueden conllevar que nos resulte más fácil acumular grasa abdominal. Este tipo de grasa es particularmente inflamatoria. Su morfología hace que sea más necrótica y que, por tanto, reclute más células inmunitarias activando un proceso inflamatorio. Sabemos que el perímetro abdominal es determinante a la hora de valorar el riesgo cardiovascular de los pacientes, de modo que nos interesa trabajar nuestro metabolismo para mantener el nivel de grasa abdominal ajustado.

Finalmente, la homocisteína —un metabolito de la degradación de la metionina por parte del hígado— es altamente agresiva con el endotelio vascular. Sus niveles elevados aumentan el riesgo cardiovascular general y hacen que un colesterol alto sea aún más peligroso. La homocisteína elevada puede tener muchas causas. Por ejemplo, que seamos malos metiladores, como vimos en el capítulo hormonal, hace que reciclemos estrógenos y cortisol y que formemos más homocisteína. En las analíticas de las mujeres con menopausia deberían incluirse las vitaminas B6, B9 y B12 para determinar si hay déficit, dada su relación con la metilación, y también el nivel de la homocisteína para poder recurrir a suplementos o hacer las intervenciones necesarias si hay que bajarla.

5.4. La inflamación y las enfermedades cardiovasculares

En relación con la salud cardiovascular, el factor que más facilita la aparición y el progreso de sus patologías es la inflamación. La inflamación fisiológica, la que sucede por ejemplo como resultado de un golpe o una infección aguda, es vital para que el sistema inmunitario pueda realizar sus acciones de reparación y ataque. Nuestro sistema inmunitario utiliza la inflamación para activarse y poner en marcha los diferentes mecanismos que le permiten abordar el peligro al que esté haciendo frente. La inflamación deja que las células del sistema inmune puedan atravesar la membrana plasmática y llegar a los tejidos y convertirse en sus formas activas para realizar sus acciones. La inflamación no es, en ningún caso, mala; al contrario: es indispensable para la correcta homeostasis del cuerpo.

No obstante, debido a diferentes causas que os comentaré a continuación, esta inflamación puede no solucionarse, mantenerse en el tiempo y convertirse en crónica. En estos casos, todas las cosas que hace el cuerpo para adaptarse a una situación que debería ser puntual y resolverse rápidamente se alargan en el tiempo provocando desajustes que incrementan de forma notable el riesgo cardiovascular.

La inflamación sistémica actúa a nivel cardiovascular inhibiendo la producción de óxido nítrico y, con ello, dificultando la vasodilatación. A su vez, estimula la producción de moléculas de adhesión, citocinas proinflamatorias y de otras moléculas vasoconstrictoras, es decir, que el efecto de la inflamación sistémica se traduce en una respuesta inflamatoria vascular local.

Cuando sufrimos de inflamación sostenida, generamos más fibrinógeno de forma continua. Su aumento dificulta que la sangre fluya y fomenta la creación de placa aterosclerótica y trombos.

En este aspecto, podemos encontrar la clave para hacer una buena prevención y compensar el incremento de riesgo cardiovascular en la menopausia, aplicando los hábitos fundamentales para evitar una inflamación sistémica. La realidad es que la inflamación crónica está totalmente ligada a un estilo de vida «moderno», sólo hace falta fijarnos en sus causas principales:

- El estrés. El cortisol, el protagonista principal de las hormonas del estrés, tiene un papel amplio en relación con el funcionamiento de nuestro cuerpo y, en concreto, con el sistema inmunitario. De hecho, seguramente conoces una de las familias de fármacos más utilizadas para suprimir la actividad del sistema inmune: los corticoides. Cuando nuestro organismo responde al estrés, activa muchísimas adaptaciones para poder hacer frente a lo que considera una situación de vida o muerte. Para llevarlo a cabo, inhibe el funcionamiento de los sistemas con mayor gasto energético, como puede ser el sistema inmunitario. El sistema inmune funciona en modo emergencia; es decir, que dará prioridad al sistema inmune innato, menos específico y con menos gasto energético: la inflamación. La delicada función del sistema inmunitario de detectar las infecciones o los peligros con precisión y de desactivar la inflamación cuando no es necesaria pasa a un segundo plano al no ser prioritaria en un momento de emergencia como es el estrés. El gran problema reside en que lo que sería una respuesta óptima en la naturaleza se encuentra totalmente desajustada en nuestra realidad actual, ya que los estímulos que activan el estrés son continuos en la vida moderna y no amenazas de muerte. Por este motivo, es tan importante que podamos gestionar adecuadamente el estrés y revisar nuestra forma de vida para evitar la inflamación sistémica.

- Mala salud de la microbiota. Ya conocemos la importancia de la microbiota para nuestra salud digestiva, pero ¿sabías que su composición afecta directamente a nuestro nivel de inflamación? En nuestro intestino se encuentra el 70 por ciento de las células que forman parte del sistema inmunitario y es así por una buena razón: a través de nuestra mucosa intestinal, puede pasar un gran número de microorganismos y toxinas directamente hacia nuestro torrente sanguíneo, por lo que necesitamos un buen ejército que las detecte, desactive o combata. Si nuestro sistema inmune intestinal está constantemente activo porque hay una llegada masiva de patógenos o toxinas, lo que tendremos constantemente es inflamación, ya que es lo que precisa para realizar sus funciones. De modo que necesitamos que las bacterias que allí habitan funcionen perfectamente, ya que son una primera capa de protección y desactivación de toxinas y microorganismos, entrenan a las células de la mucosa intestinal para que se mantengan fuertes y se regeneren creando una buena capa de protección, generan metabolitos como el butirato —que son antiinflamatorios y regeneradores de la mucosa intestinal— y modulan directamente la acción del sistema inmune. No obstante, estas bacterias también tienen un aspecto negativo y es que pueden colaborar, y mucho, en aumentar la inflamación sistémica. Por ejemplo, una microbiota muy rica en bacterias portadoras de LPS —un componente de su membrana— podrá generar un gran estímulo inflamatorio, ya que este componente se une fácilmente a las células del sistema inmune que activa la inflamación. Una microbiota estable y saludable es el mejor activo para combatir la inflamación sistémica.

- Disrupción de los ritmos circadianos. Aprenderemos mucho más sobre ellos cuando hablemos sobre el buen dormir, pero en relación con la inflamación, un déficit de sueño puede provocar que se desajusten nuestros relojes biológicos o ritmos circadianos, lo que, a su vez, puede ocasionar que algunas funciones —como la acción de los linfocitos T, «resolvedores de la inflamación»— dejen de estar tan activas. Por ello, te recomiendo seguir muy bien los consejos del próximo capítulo para tener una buena higiene del sueño.

- El sedentarismo también actúa como un antiinflamatorio global. La actividad física regular es como un entreno que hace nuestro organismo para aprender a desinflamarse después de la inflamación controlada que se produce tras realizar ejercicio. Estos pequeños entrenos ayudan a optimizar la función del sistema inmune y permitir que cuando llegue el momento de activarse realmente sea mucho más efectivo. Además, el ejercicio favorece la disponibilidad de óxido nítrico y disminuye la cantidad de grasa abdominal, que está directamente ligada a un componente inflamatorio.

- La alimentación inflamatoria, especialmente rica en grasas trans, azúcares y procesados, aporta mucho a los precursores inflamatorios y poco a los antiinflamatorios, como también lo hacen el alcohol y el tabaco, que son tóxicos que favorecen la inflamación directamente. Aprenderemos más sobre la alimentación anti-inflamatoria a continuación.

- Un nivel de vitamina D bajo también puede favorecer la inflamación. Muchas células del sistema inmune tienen receptores de esta vitamina y, si hay déficit, pueden tener un funcionamiento disminuido y no resolver la inflamación correctamente.

5.5. Alimentación DASH

Seguramente habrás oído alguna vez que lo único que hay que tener en cuenta en caso de tener la tensión arterial alta es disminuir la ingesta de sal. Es cierto que el sodio —el principal componente de la sal— tiene capacidad para estimular el aumento de la tensión, como describen gran número de estudios desde los años noventa, especialmente si éste se consume en formato de cloruro de sodio. Y es que nuestro organismo responde al consumo de este elemento químico con mecanismos de compensación para su excreción que implican el aumento de la tensión arterial. No obstante, también debemos tener en cuenta que hay personas más sensibles que otras al sodio en relación con la hipertensión, que éste no sólo se encuentra en la sal de mesa —hay muchos alimentos ricos en este oligoelemento, especialmente los alimentos procesados— y que el problema no sólo reside en el exceso de sodio sino en la falta de potasio, el cual favorece la vasodilatación, por lo que tiene un efecto contrario al del sodio. Ambos elementos están relacionados; de hecho, un exceso de sodio provoca una eliminación de potasio. En este sentido, los alimentos más ricos en potasio son el plátano, las verduras de hoja verde, el aguacate, el tomate y los frutos secos, en especial las nueces pecanas.

Pero tratar la alimentación preventiva para la enfermedad cardiovascular basándonos simplemente en el sodio y el potasio sería adoptar una perspectiva muy simplista. Actualmente, el enfoque nutricional con más evidencia científica es la dieta DASH (*Dietary Approaches to Stop Hypertension*). Ésta está basada en el consumo de alimentos integrales, verduras, frutas, nueces y aceites de calidad. Esta dieta persigue el aumento la fibra dietética porque ésta disminuye la absorción de colesterol y demás grasas proaterogénicas. Además, favorece la buena función de la microbiota, que podrá así disminuir su participación en la inflamación y actuar para desinflamar el organismo.

La dieta DASH también es adecuada porque el grupo de alimentos que la componen es muy rico en antioxidantes, indispensables para evitar la oxidación del colesterol. Por otra parte, este tipo de nutrición recomienda los alimentos ricos en potasio, como frutas y verduras, y reduce el sodio con la sal de mesa y los alimentos que la contienen, como los procesados. La recomendación de esta dieta sería que un mínimo del 50 por ciento de nuestros platos estuvieran compuestos de verduras y hortalizas y que una parte de éstas estuvieran crudas para consumir sus antioxidantes, además de ingerir al menos dos piezas de fruta al día crudas y enteras (ni trituradas ni en zumo) e ir variando según los productos de temporada.

Finalmente, esta dieta contempla un perfil concreto de grasas a través de la alimentación: rico en grasas poliinsaturadas y monoinsaturadas y con un mínimo de alimentos ricos en grasas saturadas y trans como la carne roja, los embutidos, la carne procesada, la margarina y aceites refinados. En este sentido, el omega 3 es un nutriente indispensable para la salud de nuestro corazón. Sus ácidos grasos son un tipo de grasas poliinsaturadas y esenciales; es decir, nuestro organismo no los puede sintetizar de manera endógena, por lo que necesitamos ingerirlos con la alimentación. Los omega 3, en realidad, son una familia o cadena compuesta por diferentes ácidos grasos que se van formando a través de sucesivas conversiones en la cadena. El segundo eslabón es el más interesante para la salud cardiovascular. Se trata del ácido eicosapentaenoico o EPA. Éste es precursor de eicosanoides antiinflamatorios, anticoagulantes e inmunomoduladores. Podemos aumentar su presencia tomando regularmente nueces, chía, lino, semillas de cáñamo y pescado azul pequeño, si lo consumimos.

Las grasas monoinsaturadas que se encuentran, por ejemplo, en alimentos como el aceite de oliva y los frutos secos también desempeñan un papel positivo en relación con la salud cardiovascular. El aceite de oliva es un alimento muy interesante nutricionalmente por representar una gran fuente de ácidos grasos monoinsaturados, pero, para que este sea realmente saludable, debe ser virgen extra y, si es posible, de la primera presión en frío. Un aceite de oliva que no lo sea implica que lleva mezclado aceite lampante, un aceite de calidad ínfimamente más baja al que se ha aplicado disolvente para quitarle el olor y sabor, lo que implica que su valor nutricional no tiene nada que ver con un buen aceite de oliva.

Tan importante como introducir estos tipos de grasas es reducir las grasas con un efecto negativo sobre la inflamación, la coagulación y los niveles aumentados de colesterol: las trans. Se trata de unos ácidos grasos que, debido a diferentes procesos, como pueden ser el calor o la hidrogenación, han modificado su estructura química, lo que los hace especialmente inestables y proinflamatorios. Como ya hemos dicho, están presentes en frituras, margarina, bollería y procesados en general.

Este patrón de alimentación DASH nos va a ayudar de una manera más efectiva que uno que contemple tan sólo una disminución de la ingesta de sodio.

Por otra parte, y a pesar de no ser un alimento, no debemos olvidar que el tabaco también causa inflamación y aumento de la rigidez de los vasos sanguíneos, así como el alcohol favorece la inflamación y niveles altos de triglicéridos. Por este motivo, ambos tóxicos no son amigos de nuestra salud cardiovascular.

5.6. Suplementos para la salud cardiovascular

Como hemos visto en el apartado anterior, hay compuestos que juegan un papel determinante en nuestra alimentación en relación con la salud cardiovascular y que también pueden tomarse en forma de suplemento para aumentar sus dosis. Es el caso del omega 3, que puede ser de ayuda si se administra de forma regular —te recomiendo que sea de origen vegetal para evitar su contaminación por metales pesados—, y los antioxidantes que, a pesar de que deben proceder principalmente de una alimentación rica en alimentos vegetales y frescos, a temporadas podemos obtener un extra con suplementos como el resveratrol, que ya hemos tratado en el apartado sobre el metabolismo y que nos ofrece una buena protección a nivel cardiovascular.

También hemos comentado que las vitaminas del grupo B, en especial la B9, la B6 y la B12, son muy importantes para prevenir el riesgo cardiovascular. Si hay déficit de alguna de ellas, puede aumentar la homocisteína, lo que a su vez puede incrementar mucho el riesgo cardiovascular sumado a la hipercolesterolemia. Por lo tanto, siempre resulta relevante observar sus valores en las analíticas y, si es necesario, suplementar con las vitaminas del grupo B que estén metiladas.

Por otra parte, de la misma manera que se recomiendan estatinas sintéticas para tratar el colesterol, también existe su versión vegetal, como es el caso de la levadura roja de arroz. Este suplemento tiene una acción parecida a los fármacos que se dan para el colesterol y ayuda a rebajar su transporte, así que puede permitirnos regularlo en la fase inicial en la que estamos implementando todos los hábitos que contribuyen a cuidar el corazón.

Además, hemos visto que la coagulación puede empeorar nuestra salud cardiovascular. Pero, por suerte, en la naturaleza tenemos un gran arsenal de plantas anticoagulantes. Mi favorita es el ajo, nuestro superalimento mediterráneo, que tiene mucha efectividad como anticoagulante. Lo ideal es tomarlo en forma de suplemento con las comidas para evitar el regusto. En este sentido, también son muy interesantes las enzimas proteolíticas de la piña y la papaya en ayunas, que pueden ayudar a romper las proteínas que genera la inflamación y a resolver un exceso de coagulación. En caso de que ya tomemos fármacos anticoagulantes, estos suplementos están desaconsejados.

Finalmente, podemos ayudarnos de plantas hipertensivas como el espino blanco, que es una buena combinación drenante de líquidos, relajante y estimulante de la circulación, el ginkgo biloba, que estimula la microcirculación, así como el magnesio, que no puede faltar, ya que es un oligoelemento que nos permite regular naturalmente la tensión por el papel que desempeña en la parte muscular de los vasos sanguíneos al hacer que se relajen.

6

Equilibrio psicoemocional

6.1. Cambios en nuestro sistema nervioso en la menopausia

¿Quién no se ha sentido más irascible, con el ánimo decaído o más desconcentrada al llegar a la menopausia? Si hay algo que mis pacientes me confirman llegadas a esta etapa es que sienten que se enfadan más fácilmente y que experimentan momentos de tristeza más acentuados. Además, notan que les cuesta más estar concentradas en el trabajo y retener información.

El sueño es otro de los grandes temas a mimar en la menopausia, ya que en muchas ocasiones aparece el insomnio y su fatiga consecuente. Los estrógenos tienen receptores en muchas partes de nuestro cuerpo, pero uno de los órganos que más receptores estrogénicos acumula es nuestro cerebro, motivo por el que nuestro sistema nervioso es tan sensible a los cambios hormonales, como habrás experimentado no sólo en la menopausia, sino durante toda tu vida fértil. ¿O acaso no has sentido cómo en las semanas posteriores a la menstruación estás más positiva y alegre y, cuando se va acercando de nuevo, tu estado de ánimo baja y puedes sentirte más ansiosa? En la primera fase, la fase folicular, tenemos abundancia de estrógenos, lo que modula el cerebro de una manera totalmente diferente a la segunda fase, la fase lútea, donde predomina la progesterona.

En la menopausia ocurre lo mismo: los estrógenos tienen un gran impacto sobre nuestro cerebro y su descenso condiciona cómo nos sentimos en esta etapa. Algunas de las acciones más importantes de los estrógenos en nuestro cerebro son las siguientes:

- Aumentar el flujo sanguíneo cerebral, ayudando a que le lleguen mejor los nutrientes. Además, los estrógenos mejoran el metabolismo de la glucosa, como vimos en el capítulo sobre el metabolismo, por lo que la energía llega también mejor al cerebro. Este órgano tiene una gran dependencia y consumo de glucosa, por lo que si se mejora su metabolismo, también aumenta su rendimiento.
- Mejorar la capacidad colinérgica relacionada con los procesos de aprendizaje y memoria.
- Estimular el crecimiento de las dendritas.
- Aumentar la biodisponibilidad de los neurotransmisores, que son mensajeros químicos que transportan información entre neuronas y hacia otras partes del cuerpo.

Cada neurotransmisor tiene funciones diferentes en nuestro organismo y afecta directamente a nuestra emocionalidad. Podemos estar alegres por aquello que nos pasa en la vida, pero necesitamos tener la química interna disponible para poder experimentarlo. Justamente, para sentirnos felices necesitamos el neurotransmisor serotonina. Esta molécula se esconde detrás de nuestras emociones relacionadas con la alegría, pero no sólo eso, también regula el apetito, el deseo sexual y la temperatura corporal —lo que señala la relación entre los neurotransmisores y los sofocos—.

Su déficit hace que sea más fácil sentirnos ansiosas, desanimadas o con más miedos, así como con más hambre y dificultad para saciarnos. Además, y no menos importante, este neurotransmisor se convierte por la noche en melatonina, la hormona que nos permite conciliar el sueño, por lo que establece una relación directa con nuestro descanso nocturno. Los estrógenos ayudan a liberar más fácilmente a su aminoácido precursor, el triptófano, de su transportador, la albúmina, y que por lo tanto éste esté más disponible para convertirse en serotonina. También aumentan la serotonina disponible en el espacio sináptico, ralentizan su eliminación y hacen que los receptores sean más sensibles a los estrógenos. Éstos tienen un efecto parecido a lo que hacen los clásicos fármacos antidepresivos.

Otro neurotransmisor importante es el GABA, el principal neurotransmisor inhibitorio, lo que significa que una función deficiente de GABA puede permitir un aumento de la actividad de los neurotransmisores excitatorios del sistema nervioso. La insuficiencia de GABA se ha asociado con problemas de ansiedad, depresión y sueño, además de otros problemas de humor.

Los estrógenos ayudan en el metabolismo del GABA, pero en este caso tiene un papel más protagonista la progesterona. Esto se debe a que la alopregnanolona, el metabolito de la progesterona, es un agonista del receptor GABA-A. Esto significa que la alopregnanolona se une a los receptores GABA-A y, por lo tanto, con niveles más altos de progesterona, la acción del GABA aumenta. Como principal neurotransmisor inhibidor, su función principal es frenar a los neurotransmisores que excitan el sistema nervioso; es el freno que pone nuestro sistema nervioso cuando empieza una escalada de «nervios».

Por su lado, la dopamina es otra molécula interesante en la menopausia ya que modula nuestra sensación de placer;

nos proporciona recompensas cuando comemos ciertos alimentos o realizamos actividades como el ejercicio físico o socializamos. En estos casos, nuestro cerebro nos da un premio con una buena dosis de dopamina. Además, este neurotransmisor tiene que ver con la noradrenalina, una hormona implicada en la respuesta al estrés y con la prolactina, entre otros.

Por otra parte, la acetilcolina también sufre cambios con el descenso hormonal en la menopausia y es un neurotransmisor que regula procesos tan importantes como la percepción del dolor, la fase REM del sueño o el aprendizaje y la consolidación de la memoria. Los síntomas asociados a la falta de memoria o dificultad para aprender cosas nuevas durante la menopausia se pueden asociar principalmente a este neurotransmisor. Muchas mujeres me cuentan que notan muchos cambios en la memoria a corto plazo durante la menopausia; la típica situación en la que vamos a buscar algo y olvidamos qué hemos ido a buscar por el camino tiene que ver con el descenso de este neurotransmisor.

El dominio relativo de los andrógenos en esta etapa también modula cómo nos sentimos, aportando matices más «masculinos» a nuestra psique. Estas hormonas pueden favorecer que nos sintamos irascibles y de mal humor más fácilmente.

Quizá el panorama no parezca muy alentador, pero podemos hacer mucho para equilibrar nuestra química neuronal si sabemos cómo. Estos cambios tienen su razón biológica, como ya hemos explicado, y provocan variaciones en el sistema nervioso para que nuestro cerebro pase de favorecer el cuidado de los demás a hacerlo con nuestro autocuidado, pero la alimentación y los hábitos de vida tienen un impacto enorme sobre la salud cerebral, tanto como para poder compensar el descenso hormonal.

6.2. Cómo equilibrar naturalmente nuestro sistema nervioso en la menopausia

6.2.1. La inflamación conlleva menos serotonina

Llegar a la menopausia no implica que tengamos que estar deprimidas ni con problemas de ansiedad. El descenso hormonal puede impactar en nuestro equilibrio psicoemocional por factores de fondo que lo condicionan, como la inflamación. De la misma manera que para el riesgo cardiovascular, la inflamación sistémica tiene mucho que ver con el correcto funcionamiento de nuestros neurotransmisores. Es el caso del triptófano, el aminoácido precursor de la serotonina, pero que con mediadores inflamatorios activos, en lugar de convertirse en serotonina se convertirá en quinurenina por acción de la enzima IDO (indolamina-2,3-dioxigenasa). En tal caso, la quinurenina es un metabolito inactivo que afectará a nuestro estado de ánimo; es decir, que tendremos más bien poca serotonina disponible si estamos inflamadas. ¿Cuál es su sentido fisiológico? Si estuviéramos ante una infección o un trauma, necesitaríamos toda nuestra energía para las células del sistema inmunitario y, por lo tanto, de estar deprimidas tendremos menos ganas de movernos y ahorraremos ATP, es decir, energía.

Una alimentación y un estilo de vida antiinflamatorios ayudan enormemente a nuestra serotonina y, consecuentemente, a nuestra felicidad. Llegar a la menopausia con niveles bajos de inflamación sistémica es esencial para favorecer nuestra salud en general y psicoemocional.

6.2.2. Eje intestino-cerebro

¿Sabías que tenemos más neuronas en nuestro intestino que en nuestro cerebro? ¿Y que las bacterias intestinales generan casi el total de nuestra serotonina? El hecho de que llamemos a nuestro intestino el segundo cerebro no es por casualidad, y es que existe un eje que une nuestro primer cerebro con el segundo de forma bidireccional, de modo que cuando nuestro cerebro funciona bien lo hace también el intestino y al revés.

Nuestras bacterias intestinales realizan un papel indispensable en la formación de neurotransmisores; de hecho, una microbiota fuerte puede compensar buena parte del descenso de neurotransmisores provocado por la bajada estrogénica. Las bacterias son capaces, por ejemplo, de convertir glutamato en GABA, ya que disponen de la enzima glutamato descarboxilasa. Cepas bacterianas como *Lactobacillus rhamnosus* favorecen la segregación de este neurotransmisor y con ello nos ayudan a estar más relajadas y a evitar la ansiedad. La serotonina depende también de su formación en el intestino, que llega a representar hasta el 80 por ciento del total de este neurotransmisor. Además, las bacterias también tienen capacidad de modular y activar este neurotransmisor de la felicidad, y con la dopamina pasa algo parecido: se ha observado que los animales de laboratorio libres de gérmenes (creados sin microbiota) tienen niveles más bajos de ella.

Pero no sólo importan las bacterias sino también las sustancias que generan en su propia digestión. Los posbióticos o los componentes que generan las bacterias intestinales en su proceso, y principalmente el butirato, ayudan a mantener la integridad de la barrera hematoencefálica y, por lo tanto, a que los diferentes neurotransmisores y sus precursores la puedan cruzar más fácilmente para hacer sus funciones. Además, tienen capacidad para estimular la formación de GABA y mantienen una relación clara con la regulación del apetito. Esta comunicación del eje se realiza a través del sistema circulatorio, que es por donde transitan los posbióticos y llegan a las dianas o los receptores donde tienen que efectuar sus acciones.

En relación con la percepción del estrés y cómo nos sentimos delante de situaciones desafiantes, nuestras bacterias también juegan un papel destacado. Los animales de laboratorio libres de gérmenes tienen una respuesta desmesurada ante el estrés: muestran niveles mucho más altos de cortisol y más liberación de citocinas proinflamatorias. Es decir, que la microbiota también regula el eje hipotálamo-hipófisis-suprarrenal (HPA). Pero también se ha observado que el estrés genera un impacto en la composición de la microbiota, ya que modifica la motilidad del intestino y sus secreciones e inhibe la regeneración del epitelio intestinal.

Por si todo esto fuera poco, tenemos a nuestro sistema nervioso entérico, el sistema nervioso que reside en nuestro intestino y que contiene una red neuronal tan amplia y compleja como la que tenemos en el cerebro. Y lo que es más importante: tiene comunicación directa con nuestro sistema nervioso central. Antes se pensaba que la función de este sistema nervioso era simplemente regular la motilidad intestinal, pero actualmente sabemos que sus funciones son muchísimo más amplias. A través del nervio vago, se establece la comunicación entre el sistema nervioso entérico y el sistema nervioso central de forma bidireccional, es decir, la actividad del cerebro modula la motilidad y el estado de nuestro intestino y el funcionamiento de nuestra microbiota actúa directamente sobre cómo se encuentra nuestro cerebro. Seguramente habrás experimentado alguna vez cómo un día de nervios antes de una reunión importante ibas peor al baño o que cuando te has encontrado mal digestivamente has estado peor de ánimo.

Si nos acordamos de la relación que os describía en el capítulo anterior de la microbiota con la inflamación y la generación de serotonina y tenemos en cuenta que se da en un organismo con inflamación sistémica, veremos que la microbiota afecta a nuestro estado psicoemocional también por esta tercera vía. Una microbiota muy rica en bacterias portadoras de LPS o muy pobre que haya provocado una hiperpermeabilidad de la mucosa acabarán conllevando una inflamación sistémica que impedirá la correcta formación de serotonina y melatonina.

Con toda esta evidencia sobre el eje intestino-cerebro nace, en 2013, en la Universidad de Cork, el concepto de los psicobióticos, un conjunto de bacterias que producen un efecto beneficioso para la salud psicoemocional de los pacientes. Hay diversas cepas estudiadas como psicobióticos —*Lactobacillus plantarum*, *Streptococcus thermophilus*, *Bifidobacterium*, *Lactobacillus* o el mismo *Lactobacillus rhamnosus*—, pero lo importante realmente, más que buscar suplementos con cepas concretas, es tratar la microbiota en su totalidad: llevar una alimentación rica en fibra y alimentos fermentados nos ayudará a crear una microbiota fuerte que nos aporte felicidad. Aprenderemos más sobre ello en el capítulo dedicado a la nutrición.

6.2.3. Aprende cosas nuevas

El cerebro es un gran músculo que, como nuestros músculos esqueléticos, ¡necesita ejercicio! La plasticidad neuronal es la facultad del cerebro para generar nuevos caminos neuronales para adaptarse mejor a los estímulos que recibe. De la misma manera que nuestros músculos crecen y se adaptan al ejercicio físico que hacemos, el cerebro se forma en función de cómo lo estimulemos y tiene la posibilidad de recuperarse y reestructurarse. Esta capacidad de adaptación del sistema nervioso permite al cerebro reponerse tras lesiones y rejuvenecerse si lo activamos lo suficiente.

Esto significa que, si sentimos que nuestra memoria o nuestra capacidad de concentración no son las mismas de antes, tenemos que ejercitar nuestro cerebro, y la mejor manera de hacerlo es aprendiendo cosas nuevas.

Ahora que estás en la menopausia, es un gran momento para poder dedicarte a aquellas cosas para las que no habías tenido tiempo en tu pasado. Puedes aprender un idioma, apuntarte a clases de baile o participar en actividades que impliquen seguir una coreografía, practicar costura o acudir a clases de historia. Lo que sea que requiera retener datos, hacer el esfuerzo de comprender información nueva y poner en práctica lo nuevo que hemos aprendido. Ésa es la mejor forma de contrarrestar el envejecimiento cerebral, recuperar la capacidad de memorizar y prevenir las enfermedades neurodegenerativas.

6.2.4. Visita la naturaleza

¿Sabías que pasar tiempo en la naturaleza nos ayuda a tener más salud? ¿Te has percatado de cómo, después de pasar un rato en la naturaleza, te sientes más tranquila y calmada? No sólo lo dicen nuestras sensaciones, sino que la ciencia ha descubierto que sumergirnos en la naturaleza ejerce un efecto muy positivo en nuestro bienestar. Los beneficios más importantes tienen relación con respirar aire más limpio, aumentar nuestra dosis de vitamina D y también mejorar de forma notable nuestro nivel de estrés.

El investigador Roger Ulrich ya descubrió en 1984 que los pacientes de su hospital necesitaban menos analgésicos y recibían el alta antes si tenían vistas desde su ventana a los árboles del exterior en comparación con los pacientes que no las tenían. El simple hecho de poder contemplar la naturaleza ya nos cura y nos equilibra internamente. Diferentes estudios de las universidades de Toronto, Chicago y Stanford han constatado los beneficios del contacto con la naturaleza para nuestro estado de ánimo al reducir el estrés y mejorar la capacidad de concentración. La naturaleza actúa como antidepresivo natural y esta evidencia ha hecho que en países como Escocia se considere los espacios naturales parte del sistema de salud pública.

Pero el poder de la naturaleza en relación con nuestra salud y estado de ánimo no es algo que hayamos descubierto ahora. En países como Japón se practica el *shinrin yoku*, que significa «absorber la atmósfera del bosque», un término que fue acuñado por técnicos de la Agencia Forestal de Japón basándose en prácticas sintoístas y budistas tradicionales.

Investigadores como Miyazaki han estudiado en profundidad el impacto del *shinrin yoku* o terapia de bosque en la salud, observando su influencia en la reducción de los niveles de cortisol, lo que conlleva una regulación de la salud inmunitaria. Estos estudios han incitado al gobierno nipón a designar un buen número de bosques como centros de terapia forestal donde pueden ir a tratarse personas con hipertensión, estrés o ansiedad.

Está claro que nuestra evolución ha transcurrido principalmente en la naturaleza y que el hecho de habernos alejado de ella implica cambios en nuestra fisiología, así como que nuestro cerebro anhele entornos naturales para poder sentirse relajado y en paz. Si no vivimos cerca de la naturaleza, es una gran terapia para el sistema nervioso tomarnos «píldoras» de ella acudiendo a un parque, realizando actividades en entornos naturales o, como mínimo, llenando nuestra casa de plantas.

6.3. Suplementos naturales para el estado de ánimo

En el apartado sobre los sofocos ya presentamos al azafrán, una especia con mucha efectividad para equilibrar nuestro sistema nervioso y ayudarnos con el estado de ánimo y el estrés, por lo que indirectamente también nos ayuda con los sofocos. Es uno de los suplementos más interesantes para la menopausia, ya que realiza esta función de «dos en uno», actuando como antidepresivo natural, por una parte, y también como ayuda para los sofocos, por otra.

Por su lado, el triptófano es el aminoácido precursor de la serotonina. Tomado en suplemento puede ser útil para aumentar su contenido y facilitar su conversión en serotonina y, posteriormente, en melatonina. El problema con el que podemos encontrarnos es que justamente esta conversión no se realice correctamente, principalmente por padecer inflamación sistémica, en cuyo caso el triptófano puede degradarse en metabolitos inactivos, por lo que no lo recomendaría en todos los casos.

Por otra parte, para aumentar el GABA —es decir, nuestra capacidad para frenar el sistema nervioso y relajarnos—, tenemos una planta que lo contiene en muy buena cantidad: la pasiflora. Esta planta la puedes tomar en infusión o como suplemento para incrementar el nivel de este neurotransmisor y resulta ideal para la noche o en momentos de nerviosismo.

El hipérico es otra planta clásica para tratar el estado de ánimo bajo, ya que estimula los receptores de serotonina y ayuda a que no se elimine tan fácilmente este neurotransmisor. Es una planta que nos puede venir muy bien sobre todo si nos sentimos más tristes de lo normal, aunque presenta bastantes contraindicaciones si tomas otros medicamentos y, además, es fotosensible, de modo que no se puede administrar en verano.

Las plantas adaptógenas, que ayudan a que nos adaptemos mejor y aprovechemos mejor el cortisol evitando la sensación de nerviosismo o el cansancio posterior, son muy útiles si nuestro problema está ligado al estrés. También está *Rhodiola rosea*, una buena herramienta en casos de falta de energía, así como la *ashwagandha* si el estrés está más relacionado con el nerviosismo. Es interesante utilizar estas plantas como una ayuda puntual mientras tratamos las causas que nos generan el estrés.

Finalmente, el magnesio, por su relación con la relajación muscular, nos permitirá descansar mejor durante la noche, conseguir estar más tranquilas durante el día y mantener un sueño profundo con más facilidad. Este nutriente también es responsable de una parte de las reacciones para la formación de ATP, es decir, de energía. Cuando nos sintamos cansadas o fatigadas, este oligoelemento puede facilitar la formación de ATP y que dispongamos de más energía disponible para nuestra actividad diaria.

6.4. Dormir bien durante la menopausia

Muchas mujeres experimentan dificultades para conciliar el sueño durante la menopausia, ya sea porque éste sea ligero o por despertarse a lo largo de la noche. Son muchos los factores que afectan a nuestra calidad del sueño relacionados con la bajada de hormonas.

En primer lugar, por la disminución de la serotonina, la cual, además de aportarnos la química interna para estar felices, cuando empieza a anochecer se convierte en melatonina, la hormona clave para conciliar y regular nuestros ritmos circadianos. En segundo lugar, la aparición de los sofocos durante la noche puede despertarnos y dificultar que tengamos un sueño profundo y reparador. Y, finalmente, el hecho de que nuestras hormonas del estrés estén más activas durante la menopausia puede hacer que, en la segunda parte del sueño, cuando el cortisol empieza a elevarse, sintamos más inquietud y nos despertemos más a partir de las tres de la madrugada.

El empobrecimiento de la calidad del sueño crea un efecto dominó en nuestro bienestar emocional, ya que el cansancio acumulado activa las hormonas del estrés y nuestra emocionalidad se resiente. Dormir bien es un eslabón importantísimo para nuestra felicidad y, en función de cómo dormimos, tendremos mejor o peor equilibrio circadiano; es decir, mejor equilibrio hormonal, resolución de la inflamación y reparación neuronal, entre muchas otras cosas.

6.4.1. Dormir es mucho más que descansar

Si nos fijamos en la naturaleza, veremos que existen unos ritmos diarios bien marcados y repetitivos. La salida del sol indica el inicio de la actividad en la naturaleza y podemos observar cómo los animales empiezan a desvelarse al amanecer, muchos tipos de plantas abren sus hojas y flores para realizar la fotosíntesis y la actividad comienza sin necesidad de despertador. Por el contrario, cuando oscurece, la vida natural se va apagando y preparando para el descanso.

Todos estos ritmos que se observan en la naturaleza están sucediendo en nuestro interior, también regulados por la luz del sol. Mucho de lo que sucede en nuestro interior tiene ritmos cronológicos, sincronizados con la luz y respondiendo a nuestros relojes biológicos. Aunque la luz artificial nos permite hoy sortear este orden que nos impone la naturaleza como día/noche, nuestra fisiología está marcada por la luz natural y sigue funcionando bajo su organización.

Esto es a lo que se refiere el concepto de ritmos circadianos, todos aquellos eventos fisiológicos que se activan de forma repetitiva y ordenada en el transcurso de las veinticuatro horas del día. El ritmo circadiano por excelencia y que regula en gran parte al resto de ritmos es el de víspera/sueño. Al anochecer, cuando la luz solar empieza a disminuir, una hormona llamada melatonina comienza a segregarse en nuestra glándula pineal. Esta hormona induce el sueño y nos invita a irnos a la cama. El momento en el que se produce el pico de esta hormona en sangre suele estar entre la medianoche y las cuatro de la madrugada, y después va disminuyendo a favor de otra hormona que ya conocemos, el cortisol. Éste empieza a producirse en mayor cantidad sobre las cuatro o cinco de la madrugada, antes del amanecer, para hacernos despertar y estar activos. La bajada de melatonina y subida de cortisol por la mañana hacen que estemos listas para levantarnos y empezar el día. Durante el sueño es también cuando nuestro reloj biológico se pone a cero y se reinicia el resto de los ritmos circadianos del cuerpo.

Todo esto se produce si todo funciona como la seda, pero los occidentales cada vez estamos menos expuestos a la luz natural y, es más, tenemos una sobreexposición a la luz artificial a través de las pantallas del móvil, la tableta, el ordenador o la televisión. La luz de todos estos dispositivos es azul y muy potente, similar a la de un día soleado de verano. Cuando miramos los wasaps antes de acostarnos le estamos enviando una señal a nuestro cerebro de que es de día y que toca despertarse. Lo que ocurre a continuación es que la segregación de melatonina baja drásticamente y no podemos disfrutar de un sueño profundo y reparador. No es casualidad que el insomnio sea una de las patologías más comunes en nuestra sociedad actual.

Si juntamos esto a que durante el día estamos en espacios cerrados, con luz artificial y con muy poca exposición solar, tampoco entonces recibimos la luz correcta ni activamos los ciclos naturales que regulan los ritmos circadianos. Consecuentemente, se desregula el sueño, sufrimos insomnio y se desajusta todo el resto de los ritmos circadianos de la jornada.

En 2017, el equipo de los doctores Robash, Hall y Young ganaron el premio Nobel de Medicina por sus investigaciones sobre los ritmos circadianos. Paralelamente, el doctor Panda y sus colaboradores descubrieron que tenemos unas células en nuestra retina llamadas melanopsina, que captan un espectro concreto de la luz azul, que es la que desactiva la melatonina, e indica a una parte muy concreta del cerebro, el núcleo supraquiasmático, que es de día y que debemos iniciar todos los ritmos diurnos. Todos hemos experimentado lo mal que nos sentimos después de una noche de fiesta o cuando viajamos al otro lado del mundo y sufrimos *jet lag*; no sólo se trata de cansancio, sino que se debe a la desregulación de los relojes biológicos —hablo de relojes y no de reloj porque recientemente se ha descubierto que la mayoría de cosas que hace el cuerpo tienen un reloj y un horario determinados—, porque el cerebro ha interpretado que era de día.

Para el cerebro es muy importante un buen descanso nocturno. Mientras dormimos, tiene la capacidad de eliminar las toxinas que se le acumulan durante el día. Es el momento para funciones como la neurogénesis o la formación de nuevas neuronas y, además, el sueño REM ayuda a la consolidación de nuestros recuerdos y nuestra memoria. Una mala noche puede hacernos que al día siguiente estemos menos lúcidas, pero una desregulación de los ritmos circadianos o un insomnio continuado nos pueden conducir a una peor función neuronal, un mal rendimiento académico o laboral y una mayor pérdida de memoria.

Nuestros genes también poseen su reloj biológico. Los que codifican las funciones celulares de mantenimiento y reparación celular no se activan constantemente, sino que tienen sus momentos concretos durante el día. Una desincronización de nuestros ritmos también desajusta estas funciones.

Otro gran grupo relacionado con la desregulación de los ritmos naturales son las cardiovasculares. De forma natural, durante la noche experimentamos una bajada de la tensión arterial y la melatonina desempeña su papel antiinflamatorio y antioxidante. También se le ha asociado a esta molécula acciones antitrombóticas y antilipemiantes. Todo esto nos habla de una gran acción protectora a nivel cardíaco y vascular, ya que la combinación de oxidación, inflamación, aumento del colesterol y la coagulación son los mayores factores de riesgo para la enfermedad cardiovascular. Si no contamos con la función protectora de la melatonina durante la noche, nos faltará una «pata» (o dos) en la prevención y el tratamiento de infartos, accidentes cardiovasculares o hipertensión, que no hay que olvidar que son la primera causa de muerte en el mundo occidental.

Aparte de las comentadas anteriormente, éstas son las acciones principales que tiene una programación temporal en nuestro día, que se pueden desregular si no seguimos ritmos naturales y que tienen relación con nuestro equilibrio en la menopausia:

- Atención y rendimiento intelectual. El cortisol se segrega con mayor intensidad al amanecer y se mantiene durante el día hasta que vuelve a bajar la luz. Nos permite estar atentas, despiertas y listas para la acción.
- Regulación de las hormonas sexuales. Los estrógenos, la progesterona y la testosterona, entre otros, siguen patrones temporales y pueden desregularse por cambios de nuestros ritmos diarios. ¿Sabías que durante el confinamiento muchas mujeres tuvieron falta de menstruación o se les atrasó o adelantó? Se debe a todos los cambios de ritmo y a una menor exposición solar al estar encerradas en casa.

- Ganancia muscular. Durante el día, el cortisol y otras hormonas predisponen a que los músculos estén más activos y les llegue más sangre para poder responder en el momento que los necesitamos. Durante la noche, se segrega la hormona de crecimiento que favorece su reparación. ¡También nos ponemos fuertes mientras dormimos!

- Sistema inmunitario. Durante la noche, la melatonina ejerce una función antiinflamatoria y activa una parte interesantísima del sistema inmunitario, los linfocitos T o reguladores. Éstos son los que se encargan de poner orden a nivel inmunitario y evitar la acción exacerbada de las defensas que puede conducir a una inflamación sistémica.

- Temperatura corporal. Ésta tiene un patrón totalmente cronológico. Se adapta a la temperatura ambiental, durante la noche baja y durante el día es más alta. Una mala salud circadiana tiene que ver con una peor regulación de la temperatura y, por lo tanto, con la presencia de más sofocos.

- Envejecimiento. La melatonina tiene una acción antioxidante directa que se cree que es más potente que la vitamina E. Con falta de sueño y desregulación circadiana, nos encontramos con un envejecimiento acelerado y prematuro. Este aspecto está bien comprobado con personas que trabajan por turnos alternos o de noche y que son las grandes afectadas por la disrupción de los ritmos circadianos y que sufren mayor envejecimiento y oxidación.

La clave para la sincronía de los ritmos circadianos es el momento en que ponemos a cero todos nuestros relojes biológicos y que éstos se vuelven a sincronizar: cuando vamos a dormir. Por lo tanto, debemos pensar que dormir no sólo sirve para sentirnos descansadas al día siguiente, sino para tener una salud de hierro gracias a unos relojes bien sincronizados.

El hecho de que nuestros relojes biológicos estén desajustados tiene su origen en la Revolución Industrial. La invención de la bombilla fue un hito en la historia de la humanidad porque permitió que siguiéramos con actividad cuando ya no había luz natural. Pero, al mismo tiempo, conllevó que los humanos nos deslizáramos de los ritmos naturales de la naturaleza a favor de la productividad. Estiramos las jornadas como chicles y seguimos delante del ordenador cuando el cuerpo nos dice que quiere acostarse. Esta desnaturalización de nuestros horarios hace que, de base, estemos con relojes biológicos alterados, lo que se acentúa al sumarle el uso omnipresente y constante de pantallas con luz azul y potente.

Sin embargo, hay situaciones y poblaciones que viven no sólo con ritmos desajustados sino invertidos y cambiantes, y una de las que más sufre sus consecuencias son los trabajadores con turnos alternos. La sociedad industrial prima los objetivos de productividad frente a la salud de los trabajadores y, por eso, existen sectores donde no sólo se trabaja de noche, sino que pueden darse cambios de horario cada semana o varias veces durante una misma semana. Está estudiado que los trabajadores afectados por este tipo de turnos tienen mayor riesgo de padecer enfermedades cardiovasculares, diabetes, envejecimiento prematuro, insomnio y depresión. El personal sanitario está también sometido a este tipo de condiciones, aunque por motivos menos relacionados con el beneficio económico.

Otra situación especialmente desafiante para nuestro reloj biológico son los viajes transoceánicos. ¿No es cierto que cuando cambiamos la hora en primavera y otoño durante unos días nos sentimos con más dificultades para dormir o incluso más cansados? Pues cuando tenemos un cambio de horario de más de cuatro horas, experimentamos el famoso *jet lag*, tenemos hambre a deshoras, nos levantamos a media noche y nos dormimos durante el día. No es más que una desadaptación de los ritmos circadianos y, además de los síntomas molestos que podemos experimentar, también sufrimos una desregularización hormonal, metabólica e incluso genética. Si una vez al año vamos a Bali de vacaciones, no tendremos ningún problema, pero todas aquellas personas que viajan a menudo y cambian constantemente su horario pueden sufrir las consecuencias de una desregularización cronológica crónica.

En ambos casos es importante intentar ajustarse a los horarios naturales tan rápidamente como sea posible, hacer uso de la melatonina y seguir todos los hábitos que detallaré a continuación.

6.4.2. Higiene del sueño

Como hemos visto, unos ritmos circadianos saludables y unos relojes biológicos bien sincronizados son fundamentales para nuestra salud. Para volver a estos ritmos debemos emular los ritmos de la naturaleza y vivir lo más acorde posible con ellos:

- Durante el día, necesitamos luz natural. La luz solar nos sincroniza con los ritmos y favorece la buena sucesión de eventos fisiológicos. Aprovecha el camino al trabajo, sal a comer a un parque o realiza ejercicio al aire libre. Además, favorecerás la buena formación de vitamina D.
- Durante la noche, necesitamos la menor cantidad de luz posible. Es importante que hagamos desintoxicación digital a partir de las ocho de la tarde, cuando la

melatonina debe iniciar su ascenso. Lo recomendable es dejar las pantallas como el móvil, el ordenador o la tableta a partir de esa hora. Si es indispensable, podemos utilizar el «modo noche», que muchos dispositivos ya incorporan. Si necesitamos trabajar por la noche, existen gafas que filtran la luz azul y así no evitan tanto la función de la melatonina. En casa, por la noche, deberíamos tener luces cálidas y no azules, que tan habitual es tener en el baño y la cocina. Cuando oscurece, debemos imitar las luces de la naturaleza, cálidas como el fuego, poniendo bombillas de menos de 3.000 kelvin o dímeros que puedan cambiar de tonalidad. Si te levantas por la noche para ir al baño, hazlo con las luces apagadas. Si no puedes dormir por la noche, lo peor que puedes hacer es mirar el móvil o encender las luces.

- Por la noche, tranquilidad. Para evitar una segregación de cortisol a estas horas y para que la melatonina fluya por nuestro cuerpo, necesitamos estar relajadas y favorecer el sistema parasimpático. De manera que infusiones relajantes, aceite esencial de lavanda y realizar actividades tranquilas, así como todo lo comentado en el capítulo anterior sobre cómo reducir el estrés, hará que nos acostemos con la melatonina a tope.

- Haz de tu habitación un santuario. Para disfrutar de un buen descanso, que a su vez hará que nuestros relojes biológicos se sincronicen, necesitamos favorecer un sueño reparador. La habitación debe tener una temperatura correcta —sobre los 18-20 °C es ideal y, en verano, que no pase de los 22 °C—. Debemos apagar los aparatos electrónicos o ponerlos en modo avión, porque sus campos electromagnéticos pueden afectar directamente a la función de las glándulas centrales. El sonido también es importante: una habitación silenciosa facilita que durmamos profundamente. Todo esto favorecerá unas buenas horas de sueño. Necesitamos un mínimo de siete horas como adultos para completar todos los ciclos de sueño que suceden durante la noche.

- Horarios naturales. Sería ideal levantarse al amanecer y acostarse al hacerse de noche, pero ya sabemos que hoy en día esto lo tenemos difícil. No obstante, sí que podemos ajustarnos a este patrón temporal de la naturaleza e ir a dormir entre las diez y las once, aprovechando para subirnos a la ola de la melatonina en las horas de su máxima segregación, y levantarnos más temprano y dedicar las primeras horas del día a actividades que solemos dejar para el final de la jornada, como puede ser el deporte. Si madrugamos también tenemos un espacio mental mucho más apto para la creatividad, la retentiva y el estudio. Así que podemos dedicar tiempo por la mañana a leer, estudiar o crear.

- El ejercicio físico en su momento. La actividad física regular nos ayuda a tener una buena cronobiología y estimula el buen dormir. Eso sí, es importante que la evitemos a última hora de la noche, cuando puede activarnos de más y dificultar el sueño. Para nuestros antepasados, la noche era un momento de inactividad, así que si queremos hacer como ellos debemos dejar el deporte para la mañana, el mediodía o para las primeras horas de la tarde.

- Cuándo comemos es tan importante como qué comemos. Como decíamos, el horario de las comidas también sincroniza (o desincroniza) nuestros ritmos circadianos. Se ha observado que comer durante la noche tiene un efecto desregulador del reloj biológico. Además, las comidas en el horario nocturno tienen peor regulación metabólica y se convierten más rápido en grasa. Tener una ventana de ingesta de entre ocho y doce horas es ideal. Olvídate del resopón y, si te levantas de madrugada, queda prohibido abrir la nevera.

- La melatonina puede ayudarnos a seguir nuestros ritmos biológicos. Si nos es imposible asimilar horarios de vida naturales porque hacemos guardias, somos trabajadores con turnos alternos o viajamos a menudo a destinos lejanos, tomar melatonina como suplemento nos puede ayudar a ajustarnos más fácilmente a ellos. Es importante tomarla entre una hora y treinta minutos antes de acostarnos y basta con unos 1,9 mg.

- Si en tu caso los problemas de sueño aparecen en la segunda parte del sueño, a partir de las tres o las cuatro de la madrugada, el cortisol es probablemente el causante. En este caso, aparte de trabajar con tu estrés durante el día, te puede venir bien una planta adaptógena después de cenar, en concreto la *ashwagandha*. Esta planta te ayudará a regular los niveles de cortisol y a que la segunda parte del sueño también sea de descanso profundo.

Cuando decimos que la naturaleza cura no es sólo por su aire o su color verde, sino que también es por su luz. Si nos ajustamos a sus tiempos, tendremos unos ritmos circadianos saludables que nos reportarán mayor rendimiento intelectual y físico, menos enfermedades y más energía y bienestar emocional. ¿Qué te parece si ajustamos nuestro despertador de mañana y nos sincronizamos con la salida del sol? Nuestro reloj biológico nos lo agradecerá.

7

Alimentación en la menopausia

Como hemos ido viendo a lo largo del libro, la menopausia tiene unas particularidades que muchas veces no son comprendidas por parte de los profesionales de la salud que nos atienden y que intentan tratar con herramientas propias de nuestra edad fértil, pero no de la menopausia. En el caso de la alimentación, ello se hace especialmente patente, ya que, ante las demandas de las mujeres, que sienten que su cuerpo ha cambiado y/o quieren mantener un buen nivel de energía y bienestar, la propuesta que se les ofrece es principalmente una dieta hipocalórica (la típica dieta de «régimen»), que no tiene en cuenta las necesidades nutricionales y orgánicas de la mujer menopáusica. La alimentación es nuestra gran herramienta para que el cuerpo tenga todo aquello que necesita para funcionar perfectamente y que la menopausia se convierta en una etapa maravillosa y sin sintomatología adversa.

Por este motivo, nuestra alimentación tiene que basarse en los siguientes pilares:

- Antiinflamación. Hemos visto cómo la inflamación sistémica empeora el riesgo cardiovascular, dificulta que tengamos un metabolismo activo y empeora nuestro estado de ánimo. Mantener nuestra inflamación sistémica a raya es una obligación en la menopausia, ya que es la base para mucha de la sintomatología que experimentamos. Una alimentación antiinflamatoria implica incluir alimentos precursores de las citocinas antiinflamatorias, como son las grasas ricas en ácidos grasos poliinsaturados y monoinsaturados, especialmente, el omega 3, es decir, que no pueden faltar grasas buenas como las semillas, los frutos secos, los aceites buenos, el aguacate y el pescado azul de calidad, además de evitar las grasas que promueven la inflamación, como son los fritos, los procesados y la margarina. El exceso de carne roja y procesada también fomenta la inflamación por su alto contenido en sustancias proinflamatorias y porque alimenta las bacterias intestinales que también las favorecen. Evidentemente, también hay que prescindir del alcohol, que es como gasolina para la inflamación sistémica y que debemos evitar tanto como podamos. Por último, debemos tener en cuenta las cocciones y los procesados de los alimentos. Los que están oscuros o tostados, fritos o hechos a la brasa generan diferentes compuestos como las acrilamidas que son grandes potenciadores de la inflamación. Una alimentación antiinflamatoria tiene que ser rica en alimentos lo menos procesados posible, mayoritariamente de origen vegetal y ricos en grasas saludables.

• Pre y probiótica. La alimentación en la menopausia tiene que nutrir correctamente a nuestra microbiota. También hemos conocido el beneficioso papel que desempeñan nuestras bacterias intestinales en nuestra salud. Sabemos que la microbiota es una de las principales causas de que tengamos inflamación sistémica (o todo lo contrario) y también sabemos que nuestras bacterias tienen la capacidad de generar neurotransmisores de la felicidad, regular nuestro metabolismo, metabolizar vitaminas y otros nutrientes claves, además de ayudar en su correcta absorción. Conviene tener a la microbiota feliz para que trabaje a nuestro favor y no en contra. Las bacterias intestinales variarán en su composición y número dependiendo de lo que les demos de comer. Si tenemos una alimentación rica en fibras fermentables, aquellas que llegan sin absorberse a la zona donde se encuentran las bacterias y pueden usarlas como alimento, las bacterias podrán crecer y realizar sus funciones. Las verduras, las hortalizas, las frutas, las semillas, los frutos secos y las legumbres tienen buena cantidad de fibras fermentables que resultan un festín para la microbiota. Si además queremos nutrir concretamente aquellas familias de bacterias que se encargan de generar butirato, un posbiótico ideal para la inflamación y el metabolismo, puedes tomar almidón resistente; es tan sencillo como cocinar alimentos ricos en almidón (como la patata, el boniato o el arroz) y dejar enfriar un mínimo de tres horas. En este tiempo se produce un proceso llamado retrogradación del almidón, donde este se convierte en fibra para nuestras bacterias. Todos estos alimentos son prebióticos, es decir, alimentan las bacterias, pero nos faltan los probióticos, es decir, las bacterias en sí. Alimentos ricos en bacterias amigas son, por ejemplo, el chucrut, el kimchi, las aceitunas y los encurtidos, el té kombucha, el kéfir y los alimentos fermentados en general. Y, para no alimentar nuestras bacterias menos amigables, debemos evitar la ingesta de alimentos con un alto contenido en azúcar como los dulces, los procesados, los refinados y la bollería, pues nutren a hongos como *Candida*. También es interesante no pasarnos con el consumo de proteínas, especialmente las de origen animal, para no hacer crecer demasiado las bacterias proteolíticas, grandes productoras de compuestos proinflamatorios.

- La alimentación en la menopausia tiene que flexibilizar nuestro metabolismo. Como hemos visto en el Capítulo 2, un metabolismo activo nos ayudará a mantener no sólo una composición corporal saludable, sino un estado de buena salud en general. En este sentido, una dieta hipocalórica puede hacer no solo que pasemos hambre sino también que nuestros síntomas de la menopausia empeoren. Más que evitar todos los carbohidratos y pasarnos a la dieta cetogénica, lo conveniente es evitar los alimentos con alta carga glucémica y optar por los que sean integrales y enteros. Los alimentos *light*, llenos de edulcorantes artificiales y aditivos, sólo nos van a desnutrir y a añadir calorías vacías a nuestra alimentación. Las grasas (saludables) tampoco pueden faltar, ya que son indispensables para mantener la inflamación sistémica a raya. Y no sólo cuenta lo que comemos sino también cómo lo comemos: hacer pocas comidas al día, espaciadas entre sí, y practicar el ayuno intermitente son hábitos que nos ayudarán a mantener un metabolismo activo.

- Además, la alimentación en la menopausia tiene que ser nutritiva, así que las dietas restrictivas tienen que desaparecer de nuestra vida. En la menopausia, la señal de déficit de energía provocada por la bajada de estrógenos ocasiona mucha de la sintomatología asociada, por lo que tenemos que aportar una gran cantidad de nutrientes que compensen esta señal. Por otra parte, hemos visto que necesitamos buenas dosis de nutrientes como el calcio, la vitamina K, los antioxidantes, el omega 3, fibras fermentables y fitoestrógenos, de modo que es imposible que aportemos todos estos elementos a nuestro organismo con una dieta muy baja en calorías, muy restrictiva y poco variada. Nuestra alimentación tiene que contar con nutrientes y no a base de calorías.

7.1. El plato saludable en la menopausia

Ahora que ya sabemos que la alimentación en esta etapa tiene que ser antiinflamatoria, pre y probiótica, que estimule la flexibilidad metabólica y que sea muy nutritiva, ¿cómo plasmamos toda esta información en los platos? Para abordar esto vamos a trabajar con el plato de Harvard, un sistema que sustituye la pirámide alimentaria clásica y que nos ayuda a visualizar qué hay que poner en nuestros platos de forma sencilla y didáctica.

7.1.1. 50 por ciento del plato: verduras y hortalizas

La alimentación en la menopausia, y a lo largo de toda la vida, tiene que ser mayoritariamente vegetal. Nos preocupamos muchas veces de los carbohidratos o las proteínas, pero el componente de nuestro plato con más porcentaje e importancia ¡son las verduras! Éstas nos aportan la fibra necesaria para alimentar nuestras bacterias amigables. Los alimentos vegetales nos regalan fibras fermentables como la inulina, las pectinas, los mucílagos, los fructooligosacáridos y los almidones resistentes. Encontramos fibras fermentables en muchas frutas y verduras, especialmente en alimentos como la alcachofa, las coles, la cebolla, las setas y las manzanas. Además, estas fibras retrasan la absorción de la glucosa al ayudar a aplanar su curva y facilitar la función metabólica, además de ralentizar la absorción del colesterol. La fibra en general nos ayuda a ir al baño, al engrosar nuestras heces y a estimular el peristaltismo intestinal.

Los vegetales son la fuente principal de nuestros antioxidantes y, por ello, es necesario que tomemos una parte de este 50 por ciento del plato cruda, para poder obtener los antioxidantes y demás fitonutrientes de los vegetales. En este porcentaje del plato no te olvides de los vegetales en-

Plato saludable
antiinflamatorio

50%
VEGETALES
variados, de temporada
y, mínimo, una ración
cruda

25%
PROTEÍNAS
(carne, pescado, huevos,
legumbres, tofu,
frutos secos, etc.)

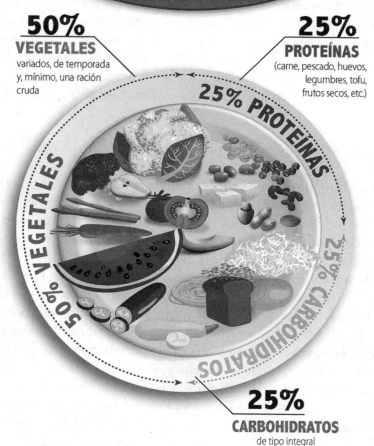

25% PROTEÍNAS

50% VEGETALES

25% CARBOHIDRATOS

25%
CARBOHIDRATOS
de tipo integral

Uso habitual de especias en
las preparaciones culinarias

Toma el sol de forma habitual para
aumentar la vitamina D

Consumo de agua como
bebida (6-8 vasos al día)

Aceite de oliva como
fuente principal de grasa

curtidos. Una cucharadita al día de chucrut o kimchi, unas cuantas aceitunas o unos pepinillos son un gran impulso para nuestra salud intestinal.

Te recomiendo que optes siempre que puedas por comer vegetales de temporada, ya que cada época del año nos ofrece los vegetales con los aportes y nutrientes que necesitamos en ese momento. Por ejemplo, en invierno tenemos alimentos ricos en vitamina C, como los cítricos, que ayudan a nuestro sistema inmune con las infecciones propias de la época fría, y, en verano, hay una gran abundancia de frutas de colores vivos que nos aportan antioxidantes para protegernos de la oxidación al hacer más vida al exterior y estar más expuestas al sol. Y si además son de proximidad, mucho mejor. Consumir vegetales de temporada y de proximidad ayuda a nuestra salud y a la de nuestro planeta.

La variedad también es fundamental a la hora de elegir vegetales y alimentos en general. Cada tipo de fibra alimenta diferentes tipos de familias de bacterias, por lo que, a más variedad de vegetales, más variedad bacteriana tendremos y nos podremos beneficiar de las diferentes funciones que realiza cada una de sus familias.

7.1.2. 25 por ciento del plato: proteínas

Las proteínas son quizá el macronutriente con mejor fama, al que se le presta más atención y al que todavía las modas alimentarias no le han puesto un cartelito de perjudicial (aún). Las proteínas son como collares de perlas donde cada perla es un aminoácido. El orden y el largo de la cadena, como ésta se pliega sobre sí misma, y los tipos de aminoácidos que la conforman determinan el tipo de proteína. Nosotros ingerimos proteínas, pero lo que aprovechamos son las perlas (aminoácidos), que el organismo utilizará o almacenará brevemente. Nuestro organismo reorganiza los aminoácidos en otro orden, longitud de cadena y plegamiento para formar nuevas proteínas según las necesidades del momento. Este tipo de nutrientes tienen muchas más funciones aparte de crear músculo: sirven para formar enzimas, anticuerpos, intermediarios de la inflamación y colágeno, entre muchas otras. Las proteínas son indispensables, pero también es el macronutriente que en menor cantidad necesitamos en nuestra alimentación: de un 15 a 20 por ciento del total de calorías que ingerimos o, aproximadamente, un gramo de proteína por kilo de peso corporal, según las recomendaciones oficiales. En mi opinión, estas recomendaciones se quedan cortas y, según la actividad física y la edad, las podríamos subir hasta 1,4 o 1,6 gramos por kilo de peso, es decir, si mi peso corporal son cincuenta kilos, necesitaría unos setenta y cinco gramos de proteína al día.

Cuando nos referimos a proteínas siempre pensamos en carne, pescado y huevo, pero lo cierto es que proteínas tenemos en muchísimos alimentos de tipo animal y vegetal; la diferencia entre las proteínas animales y las vegetales es que estas últimas suelen ser menos digeribles (nos es más difícil cortar el «collar» y extraer las «perlas») y carecen de algún aminoácido esencial. Los aminoácidos esenciales son aquellos que necesitamos tomar obligatoriamente con la alimentación, porque nuestro cuerpo no puede sintetizarlos endógenamente. ¿Has escuchado alguna vez que las lentejas deben comerse con arroz? Pues se debe a que se quiere combinar un cereal (deficitario en aminoácido lisina) con una legumbre (deficitaria en metionina) para realizar una proteína «completa». Aunque la idea es buena, hoy en día sabemos que tenemos *pool*, es decir, un reservorio, de aminoácidos en el hígado y, por tanto, mientras a lo largo del día consumamos todos los aminoácidos esenciales, no es necesario que la combinación sea en la misma comida. Esto implica que podemos elegir una fuente vegetal de proteínas en las comidas sin tener que preocuparnos por tener que complementarla con otros alimentos.

Para llenar este 25 por ciento de proteínas de nuestro plato y llegar a nuestros requerimientos diarios, elige entre estas opciones proteicas: legumbres y derivados, guisantes, tofu, tempeh, productos elaborados a partir de la soja, huevos, carne o pescado. Escoge uno de estos alimentos y procura que llene más o menos la palma de tu mano. Completa tu aporte de proteínas diaria con la ingesta de frutos secos y semillas. Si las legumbres son las proteínas de tu plato, no hace falta que te preocupes por añadir carbohidratos, ya que son un alimento muy versátil que nos ofrece una mezcla de carbohidratos y proteínas.

En la menopausia, es más que pertinente que combinemos proteínas animales con vegetales. Las proteínas vegetales, como las legumbres y el tofu, son fuentes de nutrientes que necesitamos, como los fitoestrógenos, el calcio y la fibra fermentable. Si tu alimentación es totalmente vegetal, no tienes nada de qué preocuparte en la menopausia. De hecho, sabemos que la alimentación vegetariana aporta beneficios en relación con la salud cardiovascular y el síndrome metabólico, así que sólo debes recordar tomarte tu dosis de B12.

7.1.3. 25 por ciento del plato: carbohidratos complejos

Éstos también han recibido la furia de las modas alimentarias y actualmente están en boga las dietas cetogénica, *low-carb* o paleo que desplazan casi en su totalidad su consumo. Es cierto que de los carbohidratos se hace un abuso en nuestra alimentación —la tostada para el desayuno, la pasta para el almuerzo y las patatas de guarnición para la cena—, pero siguen siendo fundamentales para nuestra salud porque son nuestro principal aporte energético y, por todo lo que ya conocemos, son necesarios también en la menopausia.

Lo que hace que un alimento rico en azúcares sea nutricionalmente interesante es que los carbohidratos que lo componen sean complejos. Un carbohidrato complejo es aquel que tarda en convertirse en glucosa y que, por lo tanto, va llegando poco a poco a nuestra circulación evitando picos de glucosa en sangre. Los alimentos naturales como las frutas son así: tienen un alto contenido en azúcar, pero, a la vez, dentro de su composición contienen fibras que ralentizan su absorción. Cuando ingerimos un refresco de cola, por ejemplo, aquel azúcar que contiene no necesita digestión y llegará de repente a nuestra sangre, lo que requerirá mucha insulina de golpe para poder penetrar en la célula. De la misma forma que su elevación en sangre es repentina, su bajada también lo será. En cambio, si comemos una manzana, también ingeriremos glucosa, sacarosa y fructosa, pero a la vez tendremos fibra que hará que el tráfico del azúcar hacia la sangre se vaya haciendo de forma gradual y sin requerir elevaciones tan grandes de insulina.

Por eso, debemos ir a matrices de alimentos ricos en carbohidratos complejos, como las legumbres, los cereales integrales y los tubérculos, y debemos evitar tanto como podamos los refinados (pasta, arroz, pan y todos los alimentos «blancos»), los dulces, los zumos y todos los edulcorantes. En relación con estos últimos, aunque suene muy bien ponernos agave o azúcar de coco en lugar de azúcar blanco, estamos sólo autoengañándonos: en primer lugar, porque es cierto que estos edulcorantes tienen un índice glucémico más bajo que el azúcar habitual, pero no dejan de ser azúcar «aislado», sin otros nutrientes que ralenticen su absorción y aporten algo más que calorías, y, en segundo lugar, porque no estamos haciendo el ejercicio que todos necesitamos hacer con el azúcar, que es deshabituarnos del sabor dulce tan potente al que nos ha acostumbrado la industria y que no existe en la naturaleza. Debemos habituarnos al dulzor natural de los alimentos y tenemos suerte porque las papilas gustativas tienen alto poder de modulación y, a medida que consumimos menos dulce, van modificando su composición para estar menos abocadas al dulce. Debemos tratar de apreciar el dulzor natural de los alimentos, como el que se encuentra en las frutas, en los cereales integrales y en las verduras dulces, de manera que el dulce industrial al que nos hemos acostumbrado nos acabe empalagando.

Como en la menopausia hay algo más de resistencia a la insulina y ésta aumenta por la tarde-noche, mi recomendación es que incluyas los carbohidratos en la comida y el desayuno y que por la noche aumentes los vegetales de tu plato y reduzcas los carbohidratos. Las frutas tómalas siempre crudas y enteras, lo ideal es tomarlas en el desayuno o junto con la ensalada de la comida.

7.1.4. Una ración de grasas saludables

Éstas, pobres, sí que han recibido todo el descrédito y la mala prensa al ser señaladas como las culpables de la obesidad y los problemas cardiovasculares. Y nada más lejos de la realidad. Las grasas son fundamentales para nuestra salud, forman parte de todas las membranas, regulan la inflamación, crean hormonas, son precursoras de la vitamina D, entre otras muchas cosas. De hecho, pueden ser muy beneficiosas tanto para la obesidad como para patologías del corazón. El problema es que la campaña de descrédito que se inició en los años ochenta trató todas las grasas por igual sin hacer distinciones, cuando la clave en relación con este macronutriente es que seamos selectivas.

Podemos afirmar que tenemos, por un lado, las grasas saludables y, por otro, las insalubres. Dentro del primer grupo hay todas aquellas grasas formadas por ácidos grasos insaturados como el omega 3 (lino, chía, nueces, pescado azul), omega 6 (semillas, frutos secos, aceites vegetales) y omega 9 (aceite de oliva, aguacate), que desempeñan funciones relacionadas con la inflamación, la coagulación, la acción inmunitaria y la formación de membranas, entre otras. Son grasas que se deben consumir de forma habitual y muy necesarias para nuestra salud, especialmente durante la menopausia.

En cuanto a las grasas con una buena cantidad de ácidos grasos saturados, éstas tienen mayor capacidad de acumularse y favorecer la balanza hacia la inflamación y la coagulación. Sin embargo, también debemos ser selectivas dentro de este grupo: no es lo mismo un ácido graso saturado de cadena larga (carne, embutidos, mantequilla, quesos) que de media o corta (el coco), ya que este último es más interesante a nivel nutricional y no se acumula tan fácilmente. Aun así, incluso el colesterol es necesario en dosis saludables para la formación de vitamina D y de hormonas, como ya hemos visto.

Y, por último, tenemos las grasas no saludables o más bien insalubres. Con éstas no hace falta que nos rompamos demasiado la cabeza, sólo hace falta que las eliminamos totalmente de nuestra alimentación: se trata de las grasas trans. Son grasas que han sufrido modificaciones en su composición química debido a procesos industriales o a altas temperaturas. La historia de estos alimentos se remonta a finales de la década de los setenta cuando se demonizaron las grasas y se pensó que si se cogían aceites vegetales y se convertían en sólidos introduciendo hidrógeno en su cadena, se podía crear un producto agradable al paladar y más saludable. Así nació la margarina: bajo su consideración de producto saludable, se esconde una grasa trans producida por la hidrogenación, que cuando la ingerimos ocupa los receptores de ácidos grasos y provoca inflamación, reacción del sistema inmunitario y disrupción endocrina, entre otros efectos. Los alimentos procesados están llenos de estas grasas y también lo están todos aquellos que han sido sometidos a altas temperaturas (la grasa y las cocciones a altas temperaturas no son una buena combinación).

Del 30 al 40 por ciento del total de calorías del día deben proceder de las grasas. De éstas, consideramos que debemos tomar un 70 por ciento de ácidos grasos monoinsaturados, como el aceite de oliva y el aguacate; de un 10 a un 15 por ciento de ácidos grasos poliinsaturados; menos de un 5 por ciento de ácidos grasos saturados, y nada de ácidos grasos trans. Toma grasas, ¡pero escoge bien cuáles! Como las grasas tienen un gran poder calórico, tan sólo tendrás que añadir a tus platos una cucharada generosa de AOVE (aceite de oliva virgen extra), medio aguacate o unas cuantas aceitunas.

7.1.5. Vitaminas y minerales

Finalmente, llegamos a los micronutrientes, que principalmente son vitaminas y minerales, sin olvidarnos de los fitonutrientes. Éstos son nutrientes que necesitamos en pequeñas cantidades, pero que son igualmente esenciales. El problema que tenemos hoy en día es que la forma de producción actual hace que los alimentos estén cada vez más desvitaminizados y desmineralizados por haber crecido en tierras muy pobres y explotadas o por proceder de una cría intensiva. Es por eso que nos encontramos con muchos déficits de magnesio, zinc, vitaminas del grupo B, selenio o vitamina D. Como hemos dicho, en la menopausia necesitamos una alimentación muy nutritiva, así que en la próxima tabla detallamos aquellos micronutrientes que no pueden faltar y de dónde los podemos obtener.

Vitamina B12	Ayuda a la metilación de estrógenos y es fácil que tengamos déficit de ella a partir de los cincuenta años. Se encuentra en productos de origen animal (previamente suplementados) o en suplementación si llevamos alimentación vegetariana.
Ácido fólico	Regulación hormonal y de la metilación. Está presente en espinacas, aguacate, brócoli, frutos rojos, avena, espárragos y semillas de girasol.
Vitamina B6	Regulación hormonal y regulación de la metilación. Se encuentra en pistachos, semillas, orejones, plátanos y lentejas.
Vitamina C	Antioxidante y forma parte de la cadena de formación de colágeno. Está presente en coles, cítricos, frutos rojos, pimiento rojo y papaya.
Vitamina A	Formación de proteínas mucoprotectoras. La podemos obtener de la zanahoria, el pimiento, el tomate, el boniato, la calabaza y el mango.
Vitamina E	Protectora de la oxidación de la piel y mucosas. La encontramos en aceites vegetales de calidad, frutos secos crudos y el aguacate.
Vitamina D	Menos del 10 por ciento de la vitamina D que obtenemos proviene de los alimentos (que son mayoritariamente peces grasos como la anguila y el arenque). La fuente principal es el sol: unos veinte minutos al día sin protector solar bastan (en las horas de sol bajas, especialmente en verano).
Vitamina K	Cofactora de la formación de proteínas óseas. Está presente en alimentos de hoja verde, como espinacas, lechuga y perejil, en coles, judías verdes, guisantes, arándanos, aguacate, ciruela e higos.
Magnesio	Relajación muscular y relajación general, así como formación de ATP. Lo encontramos en alimentos como el aguacate, los pistachos, el plátano, el cacao, los frutos secos, las semillas de calabaza y de girasol y los piñones.
Selenio	Antioxidante y protector de la función de la tiroides. Presente en nueces de Brasil (tanto que con tres unidades al día tenemos suficiente), sésamo o tahini, arroz integral y coco.
Calcio	Salud ósea y conexión nerviosa. Para sustituir los lácteos, tenemos gran variedad de alimentos vegetales con buenas cantidades de calcio como las coles, el tofu, los frutos secos, el sésamo y el tahini.

Potasio	Previene la hipertensión arterial. Presente en los pistachos, el kiwi, el plátano, el coco, las almendras, las avellanas, la quinoa y las espinacas.
Zinc	Regulación hormonal y cofactor antioxidante. Lo encontramos en semillas de calabaza, semillas de girasol, setas, lentejas, avena y tofu.
Hierro	Energía y sistema inmunitario. Tenemos dos tipos principales de hierro: hemo (de origen animal) y no hemo (de origen vegetal). Los alimentos vegetales con más hierro son las legumbres, la chía, la soja, los orejones, el tomate seco, la quinoa y las semillas de girasol. Podemos aumentar la absorción del hierro juntando su ingesta con alimentos ricos en vitamina C.
Antioxidantes	Nos protegen del envejecimiento prematuro. Algunos de los más destacados son los polifenoles, los flavonoides y los carotenoides, que encontraremos principalmente en alimentos crudos vegetales de colores vivos como los frutos rojos, las zanahorias, etc.
Fitoestrógenos	Combinados con una buena microbiota pueden ayudar a adaptarnos mejor al descenso hormonal. Están presentes en el miso, el tempeh, las legumbres y el lino kudzu.

7.1.6. Bebidas

Combina tu plato saludable con la mejor bebida que existe: el agua. Puedes darle sabor añadiendo limón o hierbas aromáticas y dejándola macerar. También puedes optar por agua con gas o bebidas fermentadas que sumarán miembros a nuestro ejército de bacterias intestinales, como el té kombucha o el kéfir de agua. Las infusiones también son ideales; algunas de mis preferidas para tomar durante la menopausia son:

- El té kukicha, de origen japonés, elaborado con los tallos de la planta, tiene poca teína, por lo que lo podemos tomar en cualquier momento del día. Además, tiene un altísimo contenido en calcio y antioxidantes como las catequinas, que ayudan a la función hepática y, por lo tanto, ayudan a evitar el reciclaje hormonal.

- La de regaliz, por su sabor dulce natural y por tener relación con receptores hormonales que benefician nuestro equilibrio hormonal. Sólo hay que tener en cuenta, si tenemos la tensión alta, alejarlo de las comidas, pues es un antiácido natural.
- La de melisa, que es digestiva, de sabor delicioso y ligeramente sedante. Resulta perfecta para después de la cena.
- La de jengibre, como estimulante de la digestión, antiinflamatorio y antioxidante. Es uno de mis sabores favoritos para las infusiones.
- La de hinojo, digestiva y con propiedades fitoestrogénicas.
- La de pasiflora, por ser muy rica en GABA, que nos ayuda a relajarnos y a conciliar el sueño.
- La de ortiga verde, para drenar líquidos y como remineralizante.
- La de cola de caballo, diurética y muy rica en silicio para el pelo, las uñas y las articulaciones.

Puedes tomarlas solas o mezclarlas e ir variando entre ellas.

Por otra parte, reserva el alcohol para momentos especiales y valora tu tolerancia al café. Si tu cuerpo lo aguanta bien, trata de no tomar más de una taza al día y elegir café de mucha calidad, que sea poco torrefactado y, lo ideal, en grano (o, al menos, que no sea de cápsula).

Para terminar, me gustaría recordar que no sólo se trata de lo que comemos, sino de cómo lo comemos, así que es importante hacer tres comidas al día separadas entre sí y dejar una ventana mínima de doce horas al día sin ingerir alimentos. Así ayudaremos a nuestro metabolismo y a nuestro intestino a funcionar mejor.

8

Salud íntima

Aunque nos dé vergüenza hablarlo, nuestra salud íntima es importante. No tenemos por qué esconder ni normalizar que sufrimos sequedad vaginal, infecciones o cistitis o que nos moleste al tener relaciones. De la misma manera que los estrógenos cambian la forma que tiene nuestra piel de repararse e hidratarse, lo mismo sucede en la mucosa de la vagina y vulva, lo que acaba condicionando que suframos variaciones en nuestra microbiota vaginal y que, aparte de la sequedad y la rigidez, sea más fácil que aparezca la candidiasis y/o la cistitis. Es importante abordar este ámbito de nuestra salud en la menopausia y cuidar nuestra salud íntima para gozar de confort y bienestar en nuestras relaciones y en el día a día.

8.1. Sequedad vaginal

Como aprendimos en el capítulo sobre la piel y mucosas, los estrógenos y la progesterona inciden directamente en cómo se forman los tejidos y las mucosas del organismo, especialmente por su papel modulador en la formación de colágeno, la malla que da forma y elasticidad al tejido y que permite atrapar la hidratación en su interior. A nivel íntimo, el descenso de formación de colágeno hace que el tejido se mantenga más rígido y menos elástico. Por ello, en muchas ocasiones sentimos que hay tensión y dificultad a la hora de mantener relaciones sexuales o simplemente en nuestro día a día. Además, observamos que hay menos flujo y menos hidratación en general. De la misma manera que en la piel del rostro, el descenso de colágeno hace que el tejido de la vagina y la vulva tengan menos capacidad para mantenerse hidratadas.

Pero quizá el aspecto más importante que influye en el tejido vaginal es la relación entre los estrógenos y la microbiota íntima. Los estrógenos estimulan la maduración del epitelio vaginal a través de la deposición de glucógeno en este tejido. El glucógeno es metabolizado por comunidades bacterianas autóctonas para producir ácidos orgánicos, principalmente lactato, que protegen el tracto genital. Las bacterias principales de esta zona son los *Lactobacillus* spp., capaces de producir compuestos como el peróxido de hidrógeno y el ácido láctico, que tienen propiedades antimicrobianas, además de generar un microambiente vaginal ácido (pH ~ 4) de vital importancia para prevenir la colonización de la vagina por diversos patógenos anaeróbicos y microaerofílicos. Una superpoblación de éstos puede provocar disbiosis en la zona y el agotamiento de los lactobacilos que hace que seamos más vulnerables a las infecciones ginecológicas.

El ácido láctico, el principal compuesto que generan los lactobacilos, es a la vez antimicrobiano y antiinflamatorio, lo que nos protege de los signos de atrofia vaginal.

Ya vemos que la microbiota es un aspecto clave para poder contrarrestar el efecto del descenso de los estrógenos a nivel íntimo. El reservorio principal de bacterias de nuestro organismo es nuestro intestino, habiendo una relación directa entre la microbiota intestinal y la microbiota general y, concretamente, la microbiota vaginal. Así que con los consejos que hemos ido aprendiendo sobre alimentación, hábitos y suplementos mantendremos nuestras bacterias trabajando a nuestro favor y protegiendo la mucosa íntima.

Por otro lado, tenemos que propiciar este microambiente que permite la vida a los lactobacilos, cuidando que tengamos un pH ácido. El primer consejo para ello es optimizar tus rutinas de higiene íntima, simplificándolas al máximo y utilizando simplemente agua. Sé que desde niñas nos hacen creer que la vagina es sucia y que huele mal, por eso nos esmeramos en lavarla con jabones con perfume para «estar limpias». Pero precisamente los jabones, del tipo que sean, modifican —aunque sea mínimamente— el pH, dificultando la vida de las bacterias amigables. Además, con el jabón retiramos mucha capa de epitelio vaginal, que también sirve como energía para los lactobacilos, lo que los deja aún más desnutridos.

En segundo lugar, otro aspecto que empobrece y cambia nuestro pH es el uso de ropa interior de tejidos sintéticos y con formas poco anatómicas, además de llevar salvaslip a diario para evitar el flujo vaginal. Son prácticas que poco a poco van alcalinizando la vagina y dificultan la vida a nuestras bacterias amigas. Lávate sólo con agua, usa bragas cómodas de algodón y verás como tu tejido vaginal cambia.

Para compensar la falta de hidratación y allanar el terreno a los lactobacilos, también necesitamos mantener la zona hidratada desde el exterior. Si nos acostumbramos a ponernos hidratación cada noche, tal como hacemos con la cara, facilitaremos mantener la zona más húmeda e hidratada, ayudando a crear un buen ambiente microbiano y proporcionándonos confort. Puedes usar cremas especialmente concebidas para ello, pero los aceites de almendra, caléndula, coco y aguacate también son adecuados, así como los óvulos de vitamina E, que ayudan en la parte interna a proteger el tejido y evitar su oxidación.

Como suplemento estrella para prevenir y tratar la sequedad vaginal tenemos el omega 7. Ya te he hablado del efecto que tiene sobre nuestra piel, nuestros ojos y demás mucosas, pero quizá la mucosa que más se puede beneficiar de los efectos de este omega es la vaginal. Se ha visto que la toma de este suplemento puede mejorar mucho la sintomatología de la mujer menopáusica en relación con la sequedad vaginal, el escozor y el picor. Por este motivo, es interesante tomar un buen suplemento de aceite de espino amarillo de forma regular para mejorar nuestra hidratación y nuestro confort íntimo.

La vitamina C también es adecuada para mejorar la formación de colágeno y la flexibilidad del tejido, y la vitamina E, que encontramos en frutos secos y aceites de calidad, también facilita que el tejido esté hidratado y protegido. Y, por supuesto, una buena hidratación con agua no puede faltar para mantener unos tejidos sanos.

8.2. Cómo prevenir infecciones vaginales

El descenso de *Lactobacillus* afecta al descenso de la hidratación a nivel íntimo, pero también nos deja más desprotegidas ante las infecciones. Muchas mujeres padecen de forma regular infecciones de orina cuando alcanzan la menopausia. Cuando esto ocurre, podemos sentir escozor o dolor al orinar, ganas de ir al baño constantes junto a hinchazón del vientre bajo. Normalmente producidas por la bacteria *Escherichia coli*, estas infecciones requieren en muchas ocasiones antibióticos que acaban empobreciendo más, si cabe, la microbiota.

Por otro lado, la molesta candidiasis vaginal se manifiesta con picor, escozor y/o flujo blanco y cremoso, entre otros síntomas. La prevalencia de la candidiasis vaginal en mujeres es elevadísima (del 70 al 75 por ciento de mujeres y hasta un 8 por ciento la puede tener de forma recurrente). Tanto *Escherichia coli* como *Candida* son comensales habituales de nuestra microbiota intestinal, así que el primer lugar donde hay que mirar en estos casos es en el intestino.

Un error habitual es tratar la proliferación de *Candida* o *Escherichia coli* de forma exclusivamente local y no dirigir el esfuerzo terapéutico en el origen de la superpoblación, nuestro intestino. Y esto se puede realizar empezando por nuestra alimentación: debemos pensar que cuando comemos no sólo nos alimentamos a nosotras, sino que nutrimos nuestros microorganismos, de modo que es fundamental elegir qué compone nuestra dieta para obtener una buena composición microbiana. En concreto, sobre *Candida* encontraremos muchas teorías, dietas y protocolos. Los más conocidos son aquellos en los que se elimina totalmente cualquier tipo de azúcar sin distinguir entre ellos, es decir, tanto dulces y azúcares sencillos como todos los cereales, las frutas y las verduras con almidón. La estrategia podría parecer interesante dado que los azúcares son el principal alimento de esta levadura, además de estimular proteínas que facilitan la adherencia de *Candida* al epitelio intestinal, pero nos encontramos ante dos problemas importantes: eliminamos alimentos con compuestos como la fibra de los cereales, las legumbres y las frutas que son importantes para alimentar las bacterias amigas que se encargan de echar a *Candida*, y, en segundo lugar, creamos un patrón de alimentación muy bajo, sin micronutrientes básicos para el sistema inmunitario, que también desempeñan un papel activo en este proceso, sin mencionar la dificultad de seguir una dieta tan restrictiva.

En la dieta contra *Candida* típica también se eliminan los fermentados, cuando en realidad son una buena fuente de probióticos que se pueden sumar a nuestro ejército de bacterias amigas para desbancar a este hongo. Los alimentos que propongo eliminar en estos casos sirven para reducir la población de esta levadura, pero también son poco saludables en general, por lo que no perdemos la oportunidad de nutrirnos correctamente a la hora de debilitar la candidiasis. Éstos son los siguientes: alcohol, dulces, azúcar añadido de cualquier tipo (también agave, azúcar de coco y cualquier otro edulcorante), zumos de frutas (aunque sean naturales), lácteos sin fermentar, cereales refinados y dátiles y pasas. Y también propongo añadir fibra a raudales (semillas, frutos secos, cereales integrales y legumbres, frutas, verduras y hortalizas) y alimentos fermentados como el chucrut, el kimchi y el té kombucha.

A continuación, te dejo unos cuantos consejos para cuidar tu salud íntima desde tu intestino:

- Ayudar a la buena motilidad intestinal. Tenemos un tipo de movimientos intestinales que son muy útiles para eliminar el extra de bacterias y otros microorganismos. Se trata del complejo motor migratorio y se activa cuando estamos más de tres o cuatro horas sin ingerir alimentos.
- Los microorganismos como *Candida* saben muy bien cómo protegerse ante ataques. Tienen la capacidad de formarse una capa de protección llamada biofilms, que dificulta que las sustancias que podamos tomar para reducir su población o las que otros microorganismos producen para atacarlas puedan penetrar y llegar a dañarlas. Es importante romper los biofilms con la toma de enzimas proteolíticas en ayunas, que las dejarán al descubierto para que el resto llegue a eliminarlas.

- Ayudas botánicas para reducir los polizones de la microbiota. No se ha terminado de dilucidar su mecanismo, pero sabemos que las plantas y otros compuestos botánicos realizan una acción selectiva frente a los parásitos y no afectan a la microbiota amiga, pero sí reducen la patógena. Algunos de los más estudiados son el extracto de semillas de pomelo, el orégano, el ajo, el Pau d'Arco, la uña de gato y el ácido caprílico. Para la cistitis tenemos un compuesto del arándano rojo que evita la adhesión de la bacteria al tracto urinario y evita que ascienda por él: es la D-manosa.
- La bilis es una gran aliada para mantener las poblaciones patógenas a raya. Los estudios desvelan que un buen flujo de bilis en el intestino evita la adhesión de *Candida* y otros microorganismos patógenos. Una buena infusión de boldo o alcachofa puede ayudar al hígado a crear bilis, así como la ingesta habitual de grasas «buenas» como las aceitunas, el aguacate, el aceite de oliva, las semillas y los frutos secos.
- Refuerza tu microbiota sana. Una microbiota muy fuerte, variada y colocada donde debe estar es el mejor freno ante la proliferación de microorganismos patógenos. Cuanto más espacio esté ocupando en nuestro intestino, menos sitio libre habrá para los oportunistas. A nivel vaginal, los probióticos ricos en *Lactobacillus* spp. serán claves para acidificar el medio y evitar la proliferación de *Candida*, *Escherichia coli* y otros microorganismos.

Merece la pena no callar ni resignarnos con nuestra salud íntima. Todos estos consejos nos ayudan a equilibrar nuestra zona vaginal a pesar del descenso hormonal, pero creo que hay un tipo de profesionales que pueden marcar la diferencia en esta etapa: las fisiosexólogas. Si hay dolor, di-

ficultad para las relaciones sexuales o problemas de retención de orina, lo mejor que podemos hacer es ponernos en
manos de una buena profesional que nos ayude a entender
nuestro suelo pélvico y rehabilitarlo.

9

Entendiendo la menopausia precoz

Asociamos la menopausia a la edad adulta de la mujer, pero, como fue mi caso, hay muchas mujeres jóvenes que por diferentes motivos pueden entrar en esta fase hormonal de forma prematura. Se denomina menopausia precoz a cuando ésta ocurre antes de los cuarenta años, muy por debajo de la edad media de la menopausia natural, que se sitúa en los cincuenta y un años en España, según la Sociedad Española de Estudio de la Menopausia (AEEM). Según ésta, sufren menopausia precoz una de cada cien mujeres menores de cuarenta años, una de cada mil menores de treinta años y una de cada diez mil menores de veinte años.

Como fue mi caso, iniciar la menopausia a edades tan tempranas puede generar sentimientos de vergüenza, lo que hace que muchas lo escondan y no lo hablen de forma abierta. Lo que también provoca es que haya menos visibilidad y pocas herramientas para las mujeres que la atraviesan. Así fue mi caso: me encontré con una menopausia precoz y sin posibilidad de tomar medicación hormonal sustitutiva, lo que me dejó muy desamparada a la hora de encontrar soluciones para el manejo de mi estado. Por este motivo, es importante poder mostrar esta circunstancia y compartir información para poder entenderla y acompañarla de una forma integral y no sólo con medicación. Los motivos principales que pueden conducir a una menopausia precoz son los siguientes:

- Disfunción folicular, que comprendería causas de tipo natural, que abarcan causas genéticas o enfermedades autoinmunes, así como causas de origen desconocido. Patologías autoinmunes como la enfermedad de Hashimoto, la diabetes mellitus tipo I, la artritis reumatoide, la enfermedad de Crohn y el lupus pueden tener relación con un fallo ovárico prematuro por sí mismos o por la utilización de fármacos alquilantes, que afectan a la función ovárica.
- Causas infecciosas. Aún en estudio, pero parecería que ciertas infecciones virales y otros microorganismos podrían adelantar la edad de la menopausia al producir inflamación en los ovarios.
- Endometriosis. Esta patología, que implica un sobrecimiento anómalo y deslocalizado del tejido endometrial, puede disminuir el número de folículos por sí sola o por los efectos de la cirugía, si ésta es necesaria para resolver los efectos de la enfermedad.
- A consecuencia de fármacos, entre los cuales quizá el que más influye sobre la función reproductiva femenina es la quimioterapia. Dependiendo del tipo de fármaco y su dosis, el efecto varía, pero es muy común que haya un descenso del número de folículos y de calidad de su función después de un proceso de quimioterapia. La quimioterapia tiene acción en el crecimiento folicular y su apoptosis (muerte celular). Los fármacos inhibidores de la aromatasa, aquellos que se suministran a las mujeres que han pasado por un cán-

cer de tipo hormonal, también inhiben la acción de la hormona aromatasa y, por lo tanto, la función estrogénica.

- Radiación. Las radiaciones a nivel pélvico también pueden dañar el tejido folicular y ocasionar una menopausia precoz.
- Por cirugías que implican la extirpación de los ovarios que conducen a una menopausia quirúrgica, que muchas veces se debe a un cáncer ovárico. También se realizan cirugías profilácticas en mujeres portadoras de genes que multiplican el riesgo de sufrir cáncer ovárico o de mama.
- Ambientales. Hay diferentes sustancias que pueden resultar tóxicas para los ovocitos y las células de la granulosa. Entre los motivos ambientales, se incluyen el tabaco, los pesticidas, los metales pesados, los disolventes, ciertos productos químicos industriales y los plásticos. La mayoría de estos productos contienen disruptores endocrinos, cuya acción de «falsa hormona» que realiza en nuestro cuerpo ya conocemos y afecta directamente a nuestra salud hormonal, además de otros compuestos tóxicos directamente para los tejidos ováricos. En este punto, me gustaría hacer una mención especial al tabaco, del cual los estudios epidemiológicos muestran que algunos de sus componentes tienen relación directa con un adelanto de la edad de la menopausia. Sobre las dioxinas, que se encuentran en el plástico y en productos cárnicos y lácteos, pescados y mariscos, otros estudios muestran que éstas reducen el número de folículos.

Cuando afrontamos una menopausia de forma precoz, estamos muchos más años de nuestra vida conviviendo con este panorama hormonal, por lo que los riesgos potenciales de la menopausia pueden verse acrecentados. Por ello, tenemos que poner especial énfasis en todos los aspectos de estilo de vida y alimentación que puedan ayudar a prevenirlos. Tomemos medicación hormonal sustitutiva o no, ponernos manos a la obra con el ejercicio, cuidar de nuestra alimentación, reducir el estrés, ejercitar nuestro cerebro y seguir cada uno de los consejos explicados en este libro tiene que ser una prioridad en nuestra vida. La medicación hormonal sustitutiva puede ayudarnos a un mejor manejo de los síntomas, pero no hace que podamos olvidarnos del resto de los hábitos que debemos seguir en esta etapa. Algunos de los más importantes serían los siguientes:

- Salud ósea. La disminución estrogénica durante la menopausia es desfavorable para la remodelación ósea. Los estrógenos estimulan los osteoblastos, las células que generan hueso nuevo, por lo que es más fácil que se produzca una disminución de la densidad ósea favoreciendo la aparición de la osteopenia y la osteoporosis. Es muy importante que las mujeres que pasan por una menopausia prematura practiquen ejercicio de forma regular, dando prioridad al ejercicio de fuerza y con cierto impacto, ya que es el tipo de actividad de la que hay más evidencia en relación con la prevención de la osteoporosis. Tener buenos niveles de vitamina D favorecerá la absorción intestinal del calcio y un buen metabolismo óseo, por lo que es recomendable tomar el sol de forma regular y la medición y suplementación de esta vitamina si fuera necesario. Además, está muy indicada una alimentación rica en calcio, con alimentos como las coles, el tofu, las almendras y la pasta de sésamo. Una suplementación de calcio también puede ser una forma adecuada para aumentar el nivel de este mineral. Finalmente, la vitamina K, que encontramos en alimentos de hoja verde oscura, también es una vitamina esencial en la prevención de la osteoporosis.

- Salud cardiovascular. La llegada temprana de la menopausia también puede dificultar la salud del corazón y de los vasos sanguíneos. Podemos experimentar cómo los valores de colesterol, triglicéridos y glucosa aumentan con el cambio hormonal. El ejercicio sigue siendo un factor indispensable para la salud cardiovascular, así como adoptar un patrón de alimentación antiinflamatorio rico en grasas cardiosaludables (aguacate, AOVE, frutos secos, aceitunas) y evitar grasas como aceites refinados, bollería, azúcares y edulcorantes, frituras, carne roja y carne procesada.

- Salud íntima. Las mucosas también tienen afectación hormonal y, a lo largo de todos los años que las mujeres en menopausia precoz pueden vivir en un entorno bajo en estrógenos, las mismas pueden adelgazar y perder elasticidad debido a la disminución de colágeno. A nivel íntimo, estos factores pueden provocar una mayor aparición de infecciones urinarias así como de hongos, además de dolor y molestias en las relaciones sexuales. Es muy importante cuidar de la zona vaginal con probióticos afines, vitamina C para la formación de colágeno y arándano que prevenga la proliferación de microorganismos.

- Salud psicoemocional. Sabemos que los estrógenos modulan tanto el estado de ánimo como la salud cognitiva. Una menopausia precoz puede propiciar un estado de ánimo más bajo y también la disminución de la memoria y la capacidad de concentración. En este sentido, debemos cuidar, en primer lugar, de nuestras bacterias productoras de neurotransmisores, que suplirán en parte la disminución hormonal, manteniendo la salud general de la microbiota con una dieta rica en fibra y alimentos fermentados. En segundo lugar, debemos mantener el cerebro activo, aprendiendo cosas nuevas y practicando actividades que requieran de nuestra memoria y concentración. Y, finalmente, es esencial acudir a la naturaleza, uno de los ansiolíticos naturales más potentes. Con todo ello, siempre podemos ayudarnos con plantas y suplementos naturales como del azafrán, ideal para favorecer el buen estado de ánimo en la menopausia.

Sé cuán desamparadas, perdidas y avergonzadas podemos sentirnos por vivir la menopausia en edad temprana. Me he sentido sola y he tenido que buscar herramientas y soluciones para mejorar mi calidad de vida sin encontrar más apoyo por parte de los profesionales de salud que una intervención farmacológica (que en mi caso ni siquiera era posible). Lo que viví hizo que me motivara a aprender sobre lo que me estaba pasando y que hoy pueda compartir mucho de lo transitado que me ha funcionado a mí y a muchas mujeres que he podido acompañar en la consulta.

El hecho de que estos consejos lleguen a mujeres que estén experimentando una menopausia precoz y les hagan sentir un poco más respaldadas, con herramientas para poderse poner en marcha y tomar las riendas de su salud, es mi mayor recompensa y el motivo por el que he escrito este libro.

Agradecimientos

Este libro ha sido posible gracias a las personas que me han acompañado durante estos últimos años y que me han visto resurgir de la enfermedad y convertirme en la profesional y persona que soy hoy en día.

A mis padres, que vivieron uno de los episodios más duros que se pueden experimentar: la enfermedad de una hija. Por todo lo que me cuidaron y apoyaron en cada momento.

A quienes han sido mis mentores, formadores e inspiración, a la familia Guxens, que me ha transmitido el amor por la medicina natural.

A mis amigas y amigos, por acompañarme a correr, reír, bailar y ser mi apoyo durante todo este tiempo.

A mi equipo, que son el pilar para poder seguir con mi trabajo, con el rigor y la pasión que le pongo y con la menor dosis de estrés.

A mi pareja, por acompañarme tantas horas mientras escribía y por hacerme reír cuando más lo necesitaba.

A Carola, mi editora, por confiar en mí y proponerme este reto tan apetecible.

Bibliografía

Capítulo 2

Qureshi R., *et al.*, «The Major Pre- and Postmenopausal Estrogens Play Opposing Roles in Obesity-Driven Mammary Inflammation and Breast Cancer Development», *Cell Metabolism*, 31 (2020), pp. 1154-1172, <https://doi.org/10.1016/j.cmet.2020.05.008>.

Depommier, C., *et al.*, «Supplementation with Akkermansia muciniphila in overweight and obese human volunteers: a proof-of-concept exploratory study», *Nat Med*, 25 (2019), pp. 1096-1103, <https://doi.org/10.1038/s41591-019-0495-2>.

Reddel, S., Putignani, L., y Del Chierico, F., «The Impact of Low-FODMAPs, Gluten-Free, and Ketogenic Diets on Gut Microbiota Modulation in Pathological Conditions», *Nutrients*, 11 (2) (2019), p. 373, <https://doi.org/10.3390/nu11020373>.

Zevallos, V. F., *et al.*, «Nutritional wheat amylase-trypsin inhibitors promote intestinal inflammation via activation of myeloid cells», *Gastroenterology*, 152 (5) (2017), pp. 1100-1113.

Fontané, L., *et al.*, «Influencia de la microbiota y de los probióticos en la obesidad», *Clínica e investigación en arteriosclerosis*, 30 (6) (2018), pp. 271-279.

Cypess, A. M.; y Kahn, C. R., «Brown fat as a therapy for obesity and diabetes», *Current opinion in endocrinology, diabetes, and obesity*, 17 (2) (2010), pp. 143-149, <https://doi.org/10.1097/MED.0b013e328337a81f>.

Capítulo 3

Galán Labaca, I., *et al.*, «Tipos de bebidas alcohólicas y efectos diferenciados en la salud: una revisión paraguas de estudios observacionales», *Revista española de Salud Pública* (2020).

Balić, A., *et al.*, «Omega-3 Versus Omega-6 Polyunsaturated Fatty Acids in the Prevention and Treatment of Inflammatory Skin Diseases», *International Journal of Molecular Sciences*, 21 (3) (2020), p. 741, <https://doi.org/10.3390/ijms21030741>.

Capítulo 4

Ji, M. X., y Yu, Q., «Primary osteoporosis in posmenopausal women», *Chronic diseases and translational medicine*, 1 (1) (2015), pp. 9-13.

Kanis, J. A., *et al.*, «SCOPE: a scorecard for osteoporosis in Europe», *Archives of osteoporosis*, 8 (1), (2013), pp. 1-63.

Villada, J. F. R., y Ariza, H. H. L., «Revisión sistemática sobre la importancia de la actividad física para la prevención y tratamiento de la osteoporosis», *Archivos de Medicina*, 9 (1) (2013).

Murtezani, A., *et al.*, «The effect of land versus aquatic exercise program on bone mineral density and physical function in postmenopausal women with osteoporosis: a randomized controlled trial», *Ortop Traumatol Rehabil*, 16 (3) (2014), pp.319-325.

De Oliveira, V., *et al.*, «Influencia de la vitamina D en la salud humana», *Acta bioquímica clínica latinoamericana*, 48 (3), pp. 329-337, <http://www.scielo.org.ar/scielo.php?script=sci_arttext&pid=S0325-29572014000300006&lng=es&tlng=es>.

Capítulo 5

Centelles, J. J.; Redondo, C. E., e Imperial, S., «Óxido nítrico: un gas tóxico que actúa como regulador de la presión sanguínea», *Offarm: farmacia y sociedad*, 23 (11) (2004), pp. 96-102.

Russel, J. R., «Melatonin and human reproduction», *Annals of Medicine* (1998), 30: 1, pp. 103-108.

Wuttke, W., *et al.*, «(Vitex agnus-castus): pharmacology and clinical indications», *Phytomedicine*, 10 (4) (2003), pp. 348-357.

Monteiro, N. E., *et al.*, «Impact of microbiota on the use and effects of isoflavones in the relief of climacteric symptoms in menopausal women–A review», *Journal of functional foods*, 41 (2018), pp. 100-111.

Nachvak, S. M., *et al.*, «Soy, soy isoflavones, and protein intake in relation to mortality from all causes, cancers, and cardiovascular diseases: a systematic review and dose–response meta-analysis of prospective cohort studies», *Journal of the Academy of Nutrition and Dietetics*, 119 (9) (2019), pp. 1483-1500.

Kashani, L., *et al.*, «Efficacy of Crocus sativus (saffron) in treatment of major depressive disorder associated with post-menopausal hot flashes: a double-blind, randomized, placebo-controlled trial», *Archives of gynecology and obstetrics*, 297 (3) (2018), pp. 717-724.

Gopal, S., *et al.*, «Effect of an ashwagandha (Withania Somnifera) root extract on climacteric symptoms in women during perimenopause: a randomized, double-blind, placebo-controlled study», *Journal of Obstetrics and Gynaecology Research*, 47 (12) (2021), pp. 4414-4425.

Mehrpooya, M., *et al.*, «A comparative study on the effect of "black cohosh" and "evening primrose oil" on menopausal hot flashes», *Journal of education and health promotion*, 7 (2018).

Capítulo 6

Dosi, R., *et al.*, «Cardiovascular disease and menopause», *Journal of clinical and diagnostic research: JCDR*, 8 (2) (2014), p. 62.

Nijm, J., y Jonasson, L., «Inflammation and cortisol response in coronary artery disease», *Annals of medicine*, 41 (3) (2009), pp. 224-233.

Zehnder, B. C., «Sodio, potasio e hipertensión arterial», *Revista Médica Clínica Las Condes*, 21 (4) (2010), pp. 508-515.

Capítulo 7

Bocchino Castro, S. S., «Aspectos psiconeuroendócrinos de la perimenopausia, menopausia y climaterio: trastornos depresivos y cognitivos. Aspectos clínicos y terapéuticos», *Revista psiquiátrica de Uruguay* (2006), pp.66-79.

Gutiérrez-García, A. G.; Contreras, C. M., y Díaz-Meza, J. L., «Cómo actúa la progesterona sobre el sistema nervioso central», *Salud mental*, 23 (2) (2000), pp. 42-48.

Gómez Eguílaz, *et al.*, «El eje microbiota-intestino-cerebro y sus grandes proyecciones», *Revista Neurológica*, 68 (3) (2019), pp. 111-117.

Mayer, E. A., «Gut feelings: the emerging biology of gut–brain communication», *Nature Reviews Neuroscience*, 12(8) (2011), pp. 453-466.

Song, C.; Ikei, H., y Miyazaki, Y., «Physiological effects of nature therapy: A review of the research in Japan», *International journal of environmental research and public health*, 13 (8) (2016), p. 781.

Capítulo 9

Muhleisen, A. L., y Herbst-Kralovetz, M. M., «Menopause and the vaginal microbiome», *Maturitas*, 91 (2016), pp. 42-50.

Larmo P. S., *et al.*, «Effects of sea buckthorn oil intake on vaginal atrophy in postmenopausal women: a randomized, double-blind, placebo-controlled study», *Maturitas*, 79 (3) (2014), pp. 316-321.

Capítulo 10

Juliá, M. D., *et al.*, *Menopausia Precoz*, AEEM, Aureagràfic, S. L., Barcelona, 2014.